400 Poderosas Recetas de Salud

¡400 para mejorar todos los aspectos de la salud!

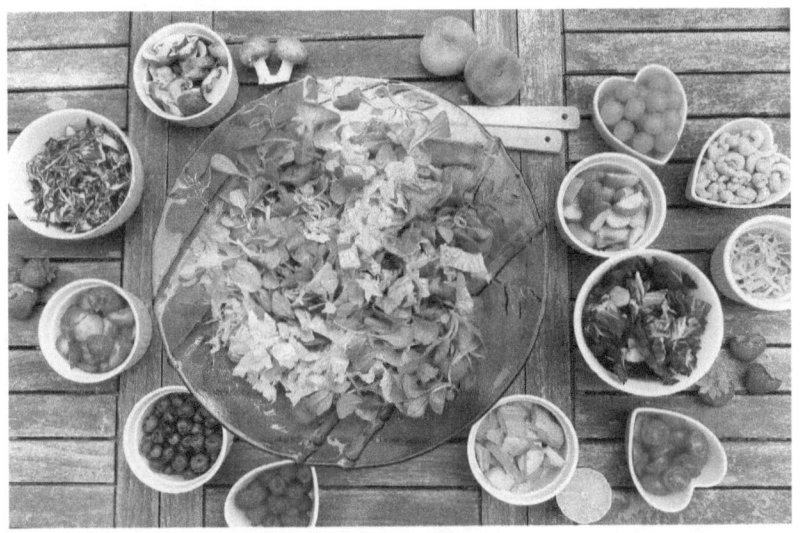

Dr. Mario Vega Carbó

Endocrinólogo

Edición, 2021

400 Poderosas Recetas de Salud

¡400 para mejorar todos los aspectos de la salud!

Si recibes este Libro ¡GRATIS!, es porque eres muy especial para mí.

Mil bendiciones y larga vida.

Amén

A todos los sobrevivientes del COVID-19.
A mi familia extendida que alienta esta generosidad.
A mis amigos siempre presentes, sin distinguir distancias.
A mis eternos maestros: alumnos, compañeros y profesores.
A mis pacientes y sus familias por su infinita confianza.
A mis seguidores más fieles y a los que vendrán.
Les deseo a todos buena salud y mil bendiciones.

Contenido

Introducción 5
Parte I. Los hábitos saludables que más funcionan 6
Parte II. Camino al éxito por una nutrición balanceada 32
Parte III. Efectivos consejos nutricionales de iniciación............ 61
Parte IV. Consolidación de las buenas prácticas nutricionales .. 92
Parte V. Desafíos Fitness y de Nutrición.................................. 114
Parte VI. Mejores rutinas fitness al alcance de todos 140
Parte VII. Como lograr la pérdida de peso sin recaídas 166
Parte VIII. El gran poder de la mente y la motivación............. 192
Epilogo 227
Sobre el autor 229
Otros libros de Endocrinología... 231
Presencia online: 232

Introducción

El presente libro es una recopilación de 400 consejos, tips, o *recetas*, como hemos decidido llamarlas, para preparar nuestro cada uno de nuestros días de manera sana, reconfortante, productiva y exitosa.

Es un manual innovador que presenta su contenido de modo simple y sencillo, para una lectura rápida y significativa, en el estilo de infografías, dirigido a todo tipo de público, desde profesionales de salud hasta cualquier sujeto que desee incorporar cambios positivos en su estilo de vida.

Con el objetivo de actuar en la prevención de los problemas de salud, a través de consejos sobre alimentación, ejercicio, y manejo de situaciones, 400 Recetas Poderosas de Salud ha sido estructurado en ocho secciones que abordan cada uno de estos temas, comenzando por los hábitos saludables, discutiendo los consejos para una nutrición balanceada y los tipos de comidas permitidas, presentando rutinas de entrenamiento y ejercicios físicos dirigidos al fortalecimiento corporal y la pérdida de peso sostenida, y finalmente concluyendo con una sección especial sobre la motivación y cómo mantener esta energía para aprovecharla al máximo día a día.

Esperamos que sea una lectura ligera y de gran provecho para todos los que adquieran este libro.

¡Disfruten sus recetas de salud!

Mario Vega Carbó

Parte I. Los hábitos saludables que más funcionan

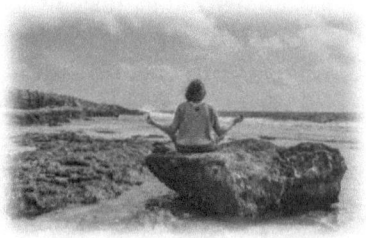

Existen ciertos hábitos y rutinas que han demostrado su eficacia en la pérdida de peso, la mejora de la salud física y emocional, así como en el tratamiento no farmacológico de algunas enfermedades. A continuación conozcamos un poco más de estos hábitos saludables.

HÁBITOS DIARIOS PARA UN CUERPO SANO

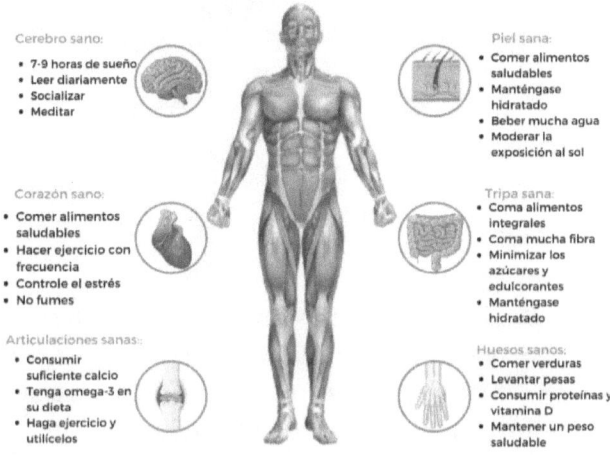

Cerebro sano:
- 7-9 horas de sueño
- Leer diariamente
- Socializar
- Meditar

Piel sana:
- Comer alimentos saludables
- Manténgase hidratado
- Beber mucha agua
- Moderar la exposición al sol

Corazón sano:
- Comer alimentos saludables
- Hacer ejercicio con frecuencia
- Controle el estrés
- No fumes

Tripa sana:
- Coma alimentos integrales
- Coma mucha fibra
- Minimizar los azúcares y edulcorantes
- Manténgase hidratado

Articulaciones sanas:
- Consumir suficiente calcio
- Tenga omega-3 en su dieta
- Haga ejercicio y utilícelos

Huesos sanos:
- Comer verduras
- Levantar pesas
- Consumir proteínas y vitamina D
- Mantener un peso saludable

LISTA DE CONTROL DE HÁBITOS SALUDABLES

- ☐ **Ejercicio** minutos 2-3 veces / semana)
- ☐ **Paciencia**
- ☐ **Dormir mas** (7-9 horas / noche)
- ☐ **Consistencia**
- ☐ **Sostenibilidad**
- ☐ **Déficit calórico**
- ☐ **Suficientes Proteinas**

¿SABÍAS QUE...?

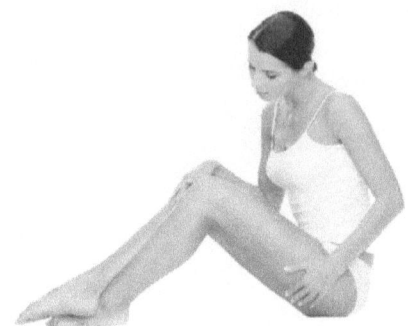

Cada 35 días, tu piel se reemplaza a sí misma y tu cuerpo fabrica nuevas células a partir de los alimentos que comes. Lo que comes se convierte literalmente en ti.

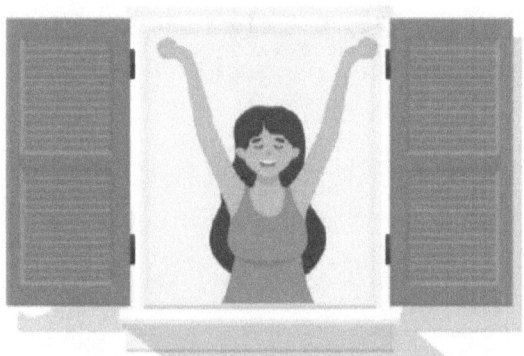

Levantarse temprano es uno de los cambios de estilo de vida más eficaces que puede hacer...

SIGNOS DE QUE ERES
UN PRIVILEGIADO

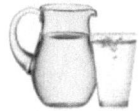 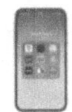 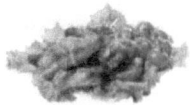

Usted tiene acceso al agua potable | Tienes un teléfono y acceso a internet | Ha comido hoy y tiene acceso fácil a los alimentos

 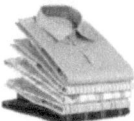 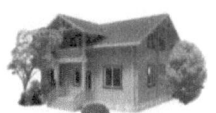

Tienes la libertad de estar fuera sin estar en una zona de guerra | Tienes ropa limpias | Tienes refugio y una cama

EL PODER DE
MICROHÁBITO

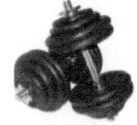  

10 minutos de ejercicio
4 veces al día

15 minutos de lectura
3 veces al día

45 minutos de trabajo
2 veces al día

 Los microhábitos **facilitan la creación de hábitos, a menudo fracasamos en la creación de hábitos** al establecer objetivos insostenibles

A los 20 años

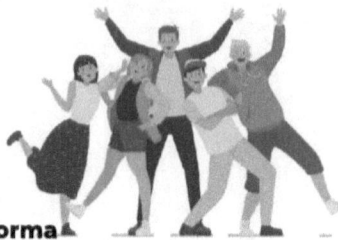

Aprovecha tus 20 años

✳ Para ponerte en forma
✳ Para aprender a vender
✳ Para aprender habilidades rentables
✳ Para conseguir la mentalidad adecuada
✳ para el éxito
   Para construir tus hábitos

El que desperdicia sus 20 años será el que se odie a sí mismo durante los 30

MANTENER LA SEGURIDAD
DISTANCIA

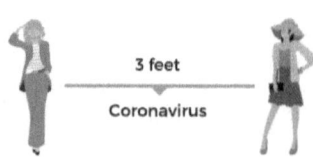

3 feet
Coronavirus

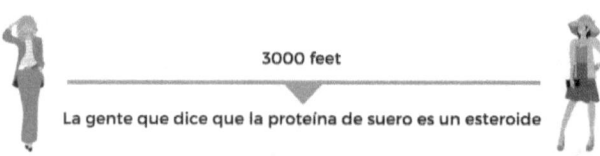

3000 feet
La gente que dice que la proteína de suero es un esteroide

8 HÁBITOS DE LAS PERSONAS EN FORMA

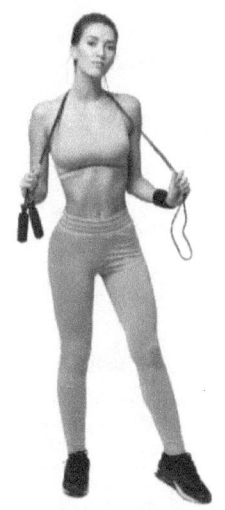

- Prepara la comida cada semana.
- No cree en las excusas.
- Lleva un registro de alimentación y entrenamiento.
- Aparca el coche lo más lejos posible.
- Entrena la fuerza de 3 a 5 veces por semana.
- Siempre vuelve a la pista.
- Toma notas anecdóticas.
- Es paciente para ver los resultados

6 FORMAS DE DOMINAR EL DÍA

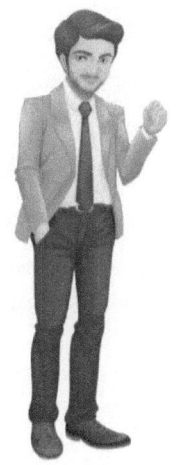

- Levantarse temprano y hacer la cama
- Coma comidas nutritivas
- Levanta pesas, ponte fuerte
- Esfuérzate por ser mejor que ayer
- Diga a alguien que le aprecia
- Lee al menos un libro

4 FANTABULOSOS VIERNES
HÁBITOS LEAN

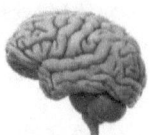

Recuerda que es un fin de semana. No un nuevo tiempo mágico en el que nada cuenta

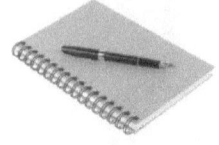

Escribe lo que vas a hacer de forma diferente al fin de semana pasado

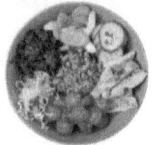

Abastece tu cocina de alimentos saludables

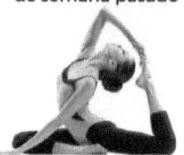

Planea hacer cosas positivas con tu cuerpo

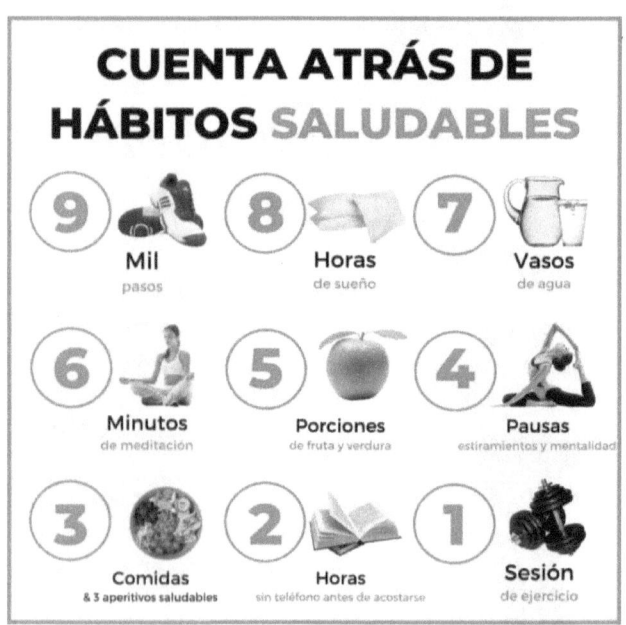

SEÑALES DE QUE ESTÁS
HACIENDO PROGRESOS

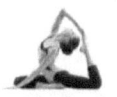  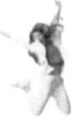

Ejerciendo consistentemente y | Dormir mejor | Ser más productivo | En general, en un mejor estado de ánimo

 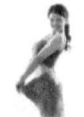 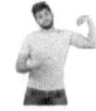 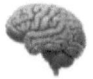

Más positivo hablar de sí mismo | La ropa se ajusta más suelto | La ropa se ajusta más ajustado | Aprender algo nuevo

 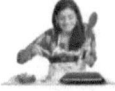 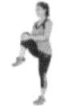

Beber más agua | Cocinar/preparar sus propias comidas | Incluyendo alimentos más saludables | Sea en pie mas fuerte

HAY MÁS EN LA VIDA
QUE PERDER PESO

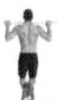 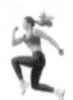 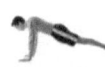

Do a body weight chin up | Correr una carrera de 5 km | Únase a un club deportivo | Haz 10 flexiones

 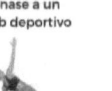

Alcanzar un objetivo de objetivo de pasos diario | Aprenda a hacer una parada de cabeza | Mejore su flexibilidad | Aprender un nuevo ejercicio

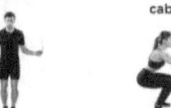 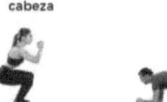 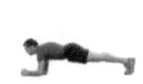 

Maestro doble unders | Aprenda a a ponerse en cuclillas | Mantenga una plancha de 60 segundos de plancha | Learn how to dance

PLAN SENCILLO PARA
PERDER PESO

> Incluya verduras bajas en calorías en la mayoría de sus comidas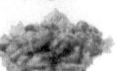

> Incluir proteínas magras en la mayoría de las comidas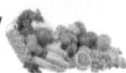

> Limitar los tentempiés (1/día) y comer fruta o proteínas

> Limítese a consumir bebidas y condimentos bajos en calorías o sin ellas

> Empiece a caminar más (intente dar 8-12k pasos al día)

> Empezar a levantar pesas un par de veces por semana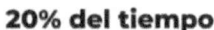

LOS HÁBITOS 80/20
PARA LA PÉRDIDA DE GRASA

80% del tiempo

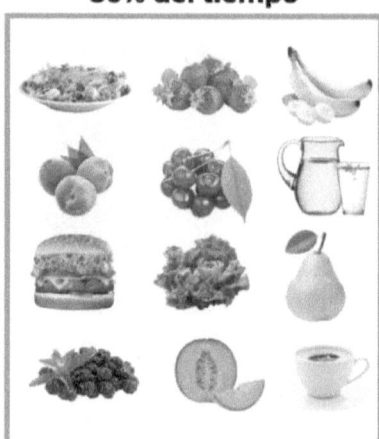

20% del tiempo

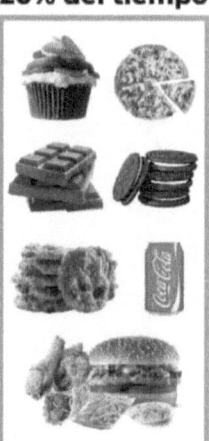

5 HÁBITOS QUE HAY QUE ABANDONAR
INMEDIATAMENTE

▶ Preocuparte por cosas que no puedes controlar.

▶ Hablar negativamente de ti mismo.

▶ Pensar en cosas del pasado.

▶ La gente que sigue tirando de ti hacia abajo.

▶ No te convences a ti mismo de perseguir tus sueños.

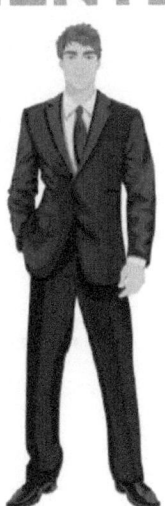

LISTA DE TAREAS DEL LUNES

👉 Haz lo mejor que puedas y reconoce que es suficiente

👉 Vuelve a ponerte en marcha (si te has desviado)

👉 Muévete y toma aire fresco

👉 Dúchate y lávate los dientes

👉 Bebe un poco de agua

👉 Despeja tu espacio

👉 Tómate un día libre de las noticias/medios sociales

👉 Habla contigo como si lo hicieras con tu hijo pequeño

EL AUTOCUIDADO **PUEDE SER:**

- 7-9 horas de sueño
- Fruta/verduras/proteínas en cada comida
- Tener en cuenta y respetar las señales de saciedad
- Moverse más
- Hidratarse
- Estar más de pie durante el día
- Estirarse durante unos minutos
- Priorizar y programar tu vida
- Sonreír
- Decir NO

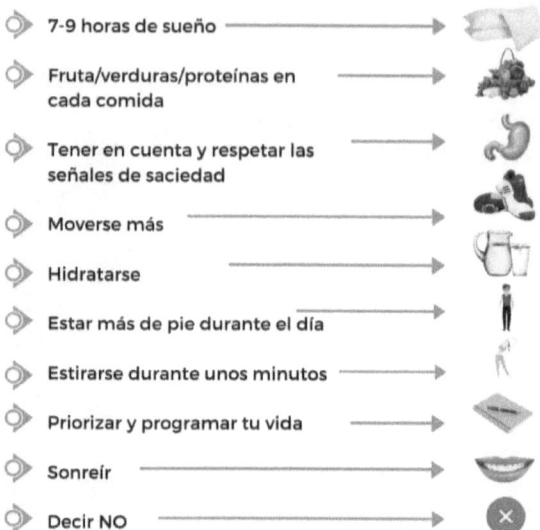

ESTE MES
OPCIONES

SON EL PRÓXIMO MES
CUERPO

LOS MEJORES HÁBITOS DE
GENTE EN FORMA

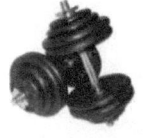
Entrenamiento de fuerza
3-4 X / semana

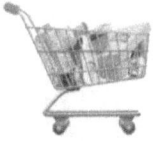
Compra de alimentos de alimentos saludables

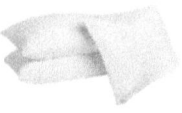
Dormir de 6 a 9 horas por noche

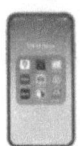
Seguir la pista a los alimentos o comer intuitivamente

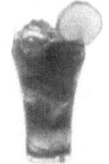
Rara vez beben sus calorías

Tratarse a sí mismos sin culpa

LA MEJOR PÉRDIDA DE GRASA
HÁBITOS

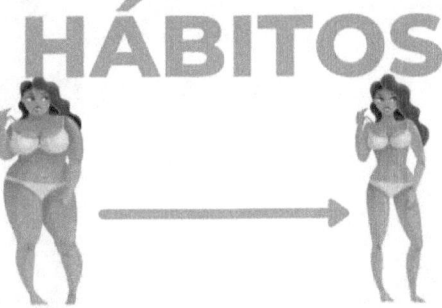

1. **Seguimiento de las calorías**
   Mantener un déficit calórico. Consumir menos de lo que se quema.
2. **Levantar pesos pesados 3-6 X / semana**
   Construye tejido muscular magro. Te hace lucir sexy.
3. **Comidas centradas en las proteínas**
   Rodeado de verduras y frutas
4. **Dormir mucho**
   >7 horas de sueño.
5. **Mantén la constancia**
   Cumpla el plan. Confía en lo que haces.
6. **Practica la paciencia**
   Las cosas pueden tardar más de lo que crees.

CÓMO SER UNA
PERSONA MATUTINA

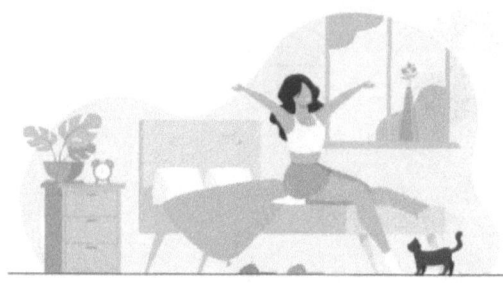

- No comer tarde
- Planifique una rutina matutina
- Poner una alarma
- Duerma lo suficiente
- Prepare todo con antelación

LISTA DE COMPROBACIÓN DIARIA

☐ 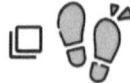	8,000-10,000 pasos	☐ 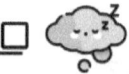	7-9 horas de sueño
☐ 	800g frutas y verduras	☐ 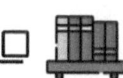	Al menos 1 capítulo
☐ 	1-2 horas de ejercicio	☐ 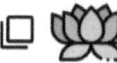	10 minutes Meditacion
☐	1-2 horas de trabajo en la meta	☐	Mantenerse hidratardo

CAMBIAR TU DIETA NO VA A SOLUCIONAR TU DESEO DE COMER EN EXCESO

Porque tu deseo de comer en exceso no tiene nada que ver con la comida.
Tienes que cambiar el hábito.

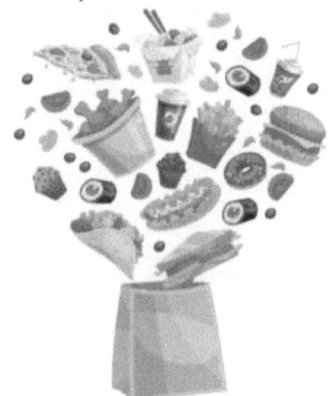

CÓMO COMER CON CONCIENCIA

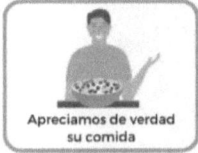
Apreciamos de verdad su comida

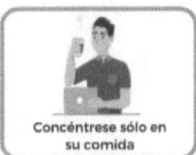
Concéntrese sólo en su comida

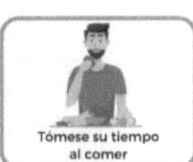
Tómese su tiempo al comer

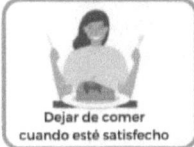
Dejar de comer cuando esté satisfecho

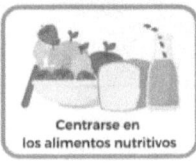
Centrarse en los alimentos nutritivos

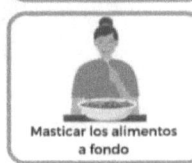
Masticar los alimentos a fondo

HÁBITOS DE PERDIDA DE GRASA

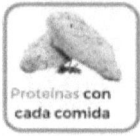 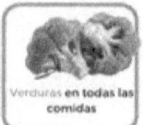 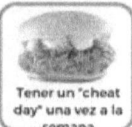

Proteínas con cada comida — Verduras en todas las comidas — Tener un "cheat day" una vez a la semana

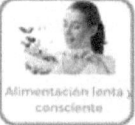 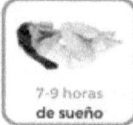

Alimentación lenta y consciente — 7-9 horas de sueño

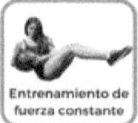 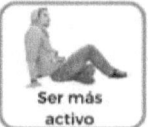 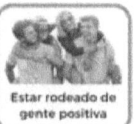

Entrenamiento de fuerza constante — Ser más activo — Estar rodeado de gente positiva

Querer comer cuando no tienes hambre es la forma que tiene tu cuerpo de hacerte saber que no estás comiendo alimentos saludables y nutritivos.

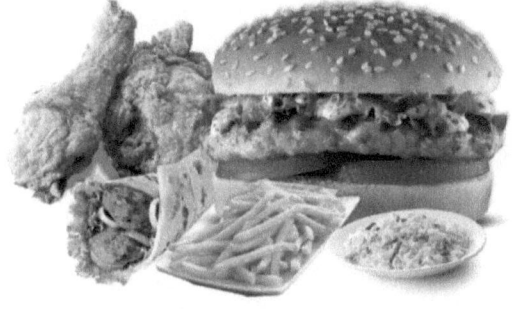

MENTALIDAD DE PÉRDIDA DE GRASA

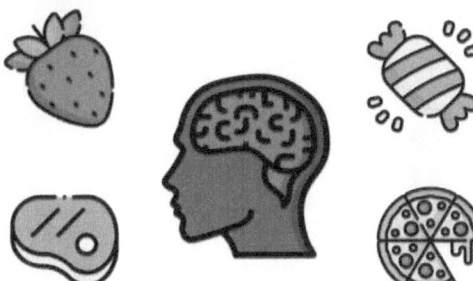

BUSCAR EL PROGRESO, NO LA PERFECCIÓN

¿COMER POR ABURRIMIENTO?

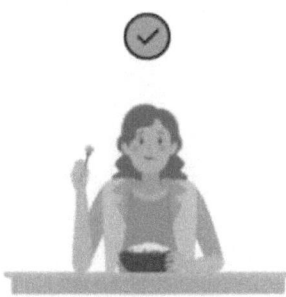

Planifica **tus comidas**.
¡Manténgase ocupado!
Come **más** alimentos que te llenen.

¡**Netflix** y patatas fritas!
Revisar constantemente la nevera.
Confundir el hambre con el aburrimiento.

¿ESTÁS DE ACUERDO?

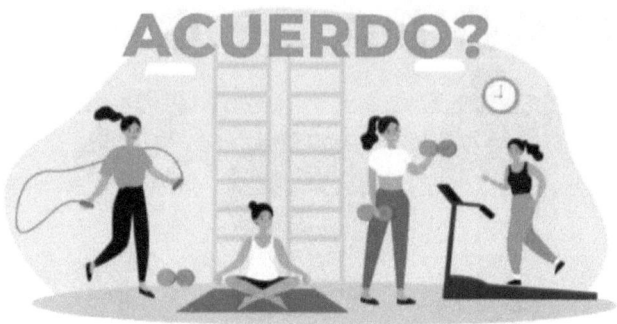

No hacemos ejercicio para tener buen aspecto; hay mucho más que eso. El ejercicio puede ser terapéutico. Puede hacernos más felices y sentirnos más seguros de nosotros mismos

POR QUÉ TE SIGUES RINDIENDO
SOBRE LA DIETA

LO QUE SIGUE HACIENDO	LO QUE DEBE HACER
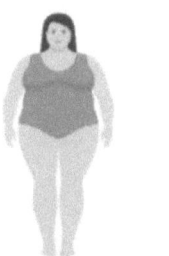	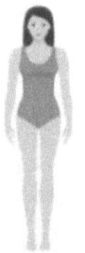
• Fijar las calorías demasiado bajas • Prohibir sus alimentos favoritos • Esperar resultados de la noche a la mañana	• Coma con un déficit calórico moderado • Sea flexible con su dieta • Entienda que la pérdida de grasa lleva tiempo

QUEMAR UN BIG MAC

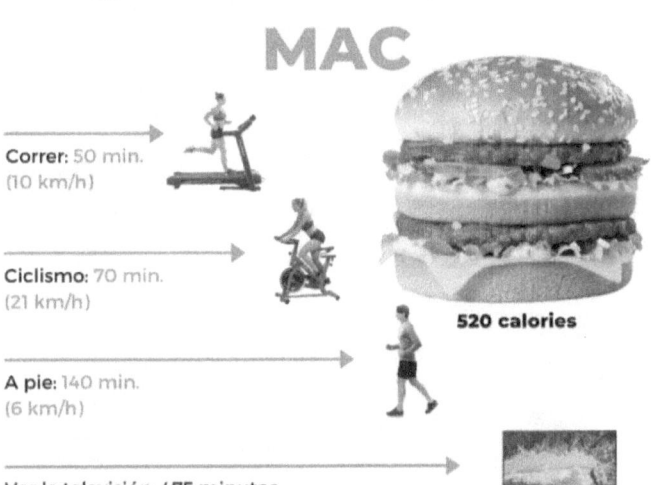

Correr: 50 min.
(10 km/h)

Ciclismo: 70 min.
(21 km/h)

A pie: 140 min.
(6 km/h)

520 calories

Ver la televisión: 475 minutos
(posiblemente más tiempo si se ve el golf)

ALTERNATIVAS A ALIMENTACIÓN EMOCIONAL

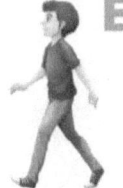  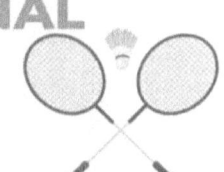

Salir a pasear — Llamar a un ser querido — Practicar su deporte favorito

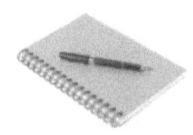 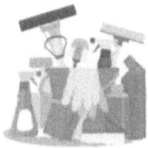 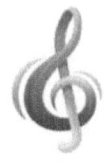

Escribir en un diario personal — Ordenar la casa — Escuchar algo de música

GRANDES HÁBITOS PARA PÉRDIDA DE PESO

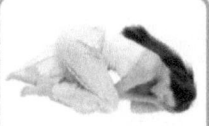
Centrarse en conseguir un sueño de calidad

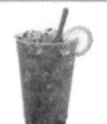
Seguir con las bebidas bajas en calorías

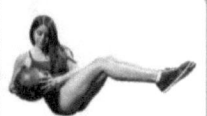
Mantenerse activo y positivo

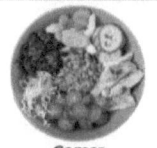
Comer principalmente alimentos nutritivos

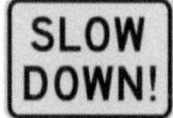
Tómate tu tiempo para comer

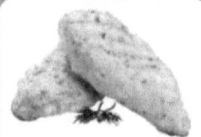
Proteínas en cada comida

DEBE USAR ¿LA BÁSCULA?

Sí, si...

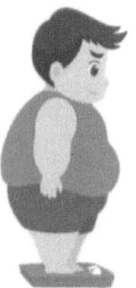

- **Sabes que son sólo** datos
- **Entiendes las** fluctuaciones de peso

No, si...

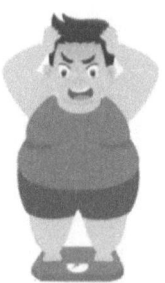

- **Odias pisarlo**
- **Cambia tu** confianza o mentalidad

LA IMPORTANCIA DE
TAMAÑO DE LA PORCIÓN

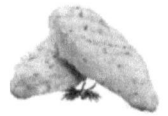 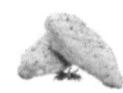 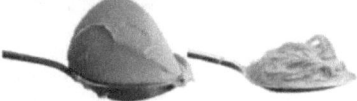

561 Calorias   281 calorias   180 calorias   80 calorias

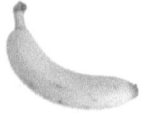 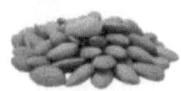 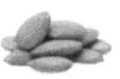

135 calorias   100 calorias   210 calorias   70 calorias

Perder mucho peso rápidamente es muy impresionante.

Demuestra que estabas motivado.

Mantener ese peso es aún más impresionante.

Demuestra que has aprendido que tomar decisiones saludables no es cuestión de estar motivado.

POR QUÉ NECESITAS UNOS
ABDOMINALES FUERTES

Rendir mejor en deportes

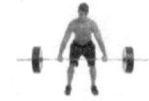
Levantar más pesado en tus entrenamientos

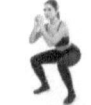
Ser más fuerte para la vida cotidiana

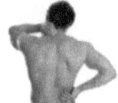
Se lesionan menos

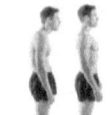
Tener una mejor postura

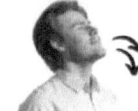
Más eficiente respiración

Prueba estos ejercicios:

Prensa Pallof

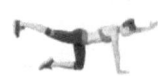
Perro de caza

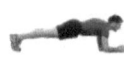
Plancha

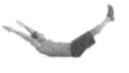
Sujeción del cuerpo

CONSEJOS PARA MEJORAR SU
PERSONALIDAD

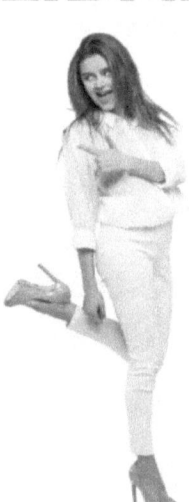

✳ No cruce los brazos ni las piernas

✳ Haz contacto visual pero no mires fijamente

✳ Relaje los hombros

✳ No se encorve, siéntese recto

✳ No te inclines demasiado

✳ No te toques la cara una y otra vez

POR FAVOR, DEJE DE "DEVORAR" LAS CALORÍAS QUEMADAS

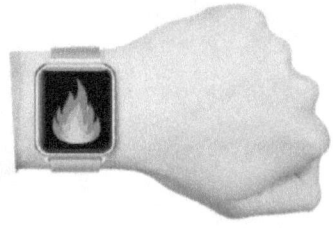

Cada vez son más las personas que utilizan dispositivos de fitness para controlar sus niveles de actividad.

Aunque estas cosas pueden ser herramientas útiles, también pueden causar problemas y ser contraproducentes. SWIPE ⟩⟩⟩⟩

Uno de estos problemas es la reciente introducción de las "calorías netas".

MyFitnessPal, la popular aplicación de seguimiento de calorías, describe las calorías netas como "un presupuesto diario de calorías para gastar".

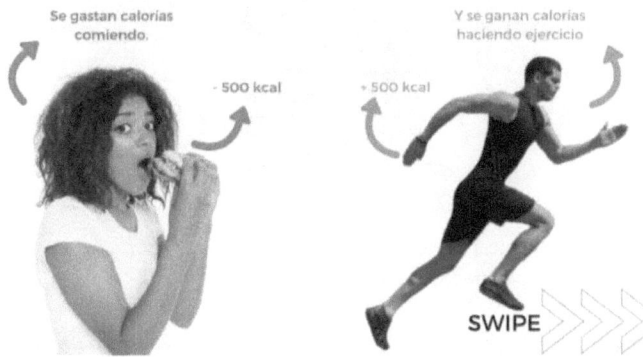

SWIPE ⟩⟩⟩

Por ejemplo: **Si necesitas comer 2000 calorías para perder peso y quemas 700 calorías con el ejercicio,** MyFitnessPal te lo muestra:

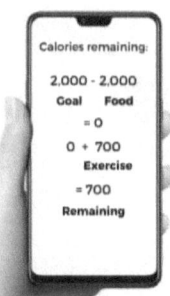

En el ejemplo anterior, aunque haya alcanzado su objetivo de calorías para el día, MFP le dice que "vuelva a comer" las calorías que ha quemado (a través del ejercicio registrado por su rastreador de actividad).

SWIPE

Un estudio de 2016 analizó el gasto energético en varios productos de Fitbit y el Jawbone UP24.

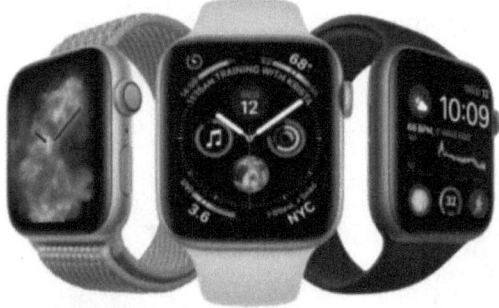

Porque lo más probable es que tu rastreador de actividad esté sobrestimando esta cifra.

Pero no deberías "devorar" las calorías que quemas.

y descubrieron que los dispositivos sobrestimaban el gasto energético entre un 16 y un 40% durante actividades como caminar, correr y subir escaleras.

Y un estudio de 2017 investigó la precisión de siete dispositivos de pulsera disponibles en el mercado, incluidos el Fitbit Surge y el reloj de Apple.

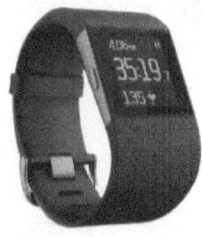 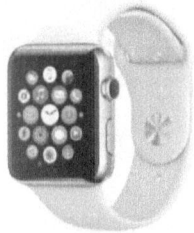

Si bien los dispositivos eran bastante precisos en lo que respecta a la frecuencia cardíaca, todos estaban equivocados en lo que respecta al gasto energético, entre un 27,4% y un 93%.

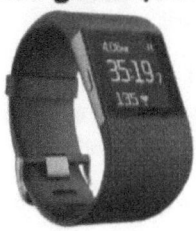 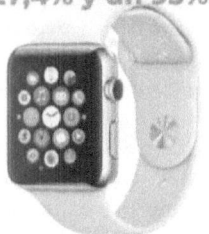

La oleada tuvo una tasa de error del 27.4%.

La manzana tenía un porcentaje de error del 40%.

Estas cifras no son triviales.

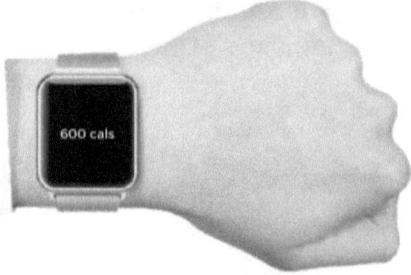

> Si tu rastreador de actividad informa de que has quemado 600 calorías...

Algunas cosas más que vale la pena recordar:

- A medida que se adelgaza, disminuye el número de calorías que se gastan con el movimiento y el ejercicio diarios. Estos dispositivos no tienen en cuenta estos cambios. Por lo tanto, a medida que pierdes peso, en realidad estás quemando menos calorías de las que informa el dispositivo.

- La actividad extra (como caminar y el cardio formal) debe utilizarse como una herramienta para aumentar el déficit cuando la reducción de la ingesta de alimentos ya no es factible. Por lo tanto, si está devolviendo esas calorías, está anulando el propósito de la actividad.

Traducción realizada con la versión gratuita del traductor www.DeepL.com/Translator

SWIPE >>>>>

> Con un porcentaje de error del 30%, esta cifra podría estar sobreestimada en unas 180 calorías; y con un 40%, podría ser una sobreestimación de unas 240 calorías.

Por eso, si estás "devolviendo" las calorías que has quemado, es muy fácil que acabes con el déficit calórico y que se estanque tu progreso.

Es estupendo que tengamos acceso a estas herramientas, pero es importante utilizarlas correctamente.

Es decir, como una forma de cuantificar tus niveles de actividad y animarte a ser más activo. Si haces cardio como una forma de aumentar tu gasto calórico, está bien, pero no "devores" esas calorías.

Fuentes:
Validez de los monitores de actividad física basados en el consumidor para tipos de actividad específicos, Nelson MB et al., 2016
- Precisión en las mediciones de la frecuencia cardíaca y el gasto energético basadas en sensores de muñeca en una cohorte diversa, Shcherbina A. et al, 2017.

Parte II. Camino al éxito por una nutrición balanceada

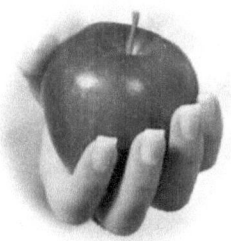

El inicio del camino a la alimentación sana y equilibrada requiere conocer los beneficios que este régimen trae para la salud, así como reflexionar en relación a las comidas que son perjudiciales para el organismo

CALORÍAS OCULTAS
PARA TENER EN CUENTA

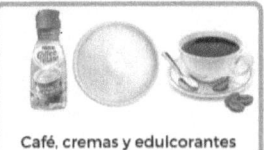
Café, cremas y edulcorantes

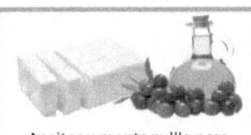
Aceites y mantequilla para cocinar

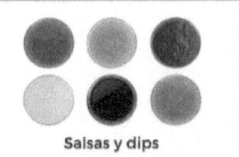
Salsas y dips

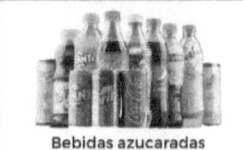
Bebidas azucaradas

DESAYUNO RICO EN PROTEÍNAS
PARA UNA MAÑANA AJETREADA

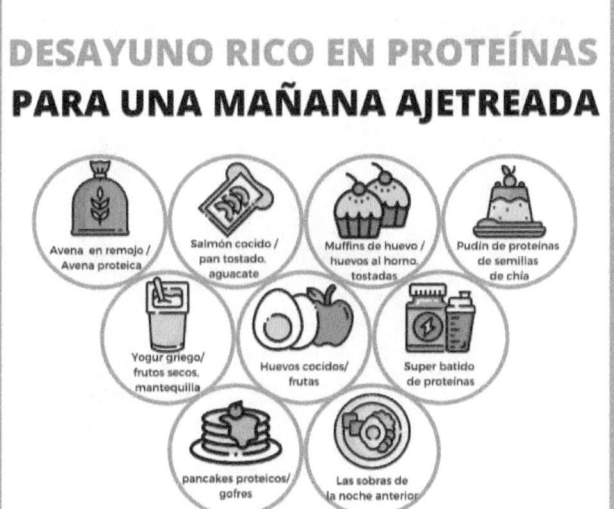

- Avena en remojo / Avena proteica
- Salmón cocido / pan tostado, aguacate
- Muffins de huevo / huevos al horno, tostadas
- Pudín de proteínas de semillas de chía
- Yogur griego / frutos secos, mantequilla
- Huevos cocidos / frutas
- Super batido de proteínas
- pancakes proteicos / gofres
- Las sobras de la noche anterior

6 FORMAS DE PREVENIR SOBREINGESTA DE COMIDA

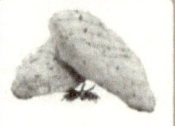 Proteínas en cada comida

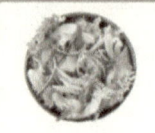 Comer alimentos nutritivos

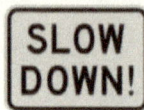 Comer despacio

 Comer sin distracciones

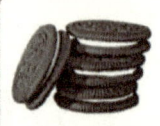 Deshacerse de los alimentos grasos

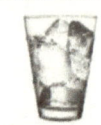 Beber mucha agua

COMO RECUPERARSE DE LOS ATRACONES

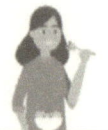 Volver a tu rutina normal

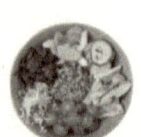 No te mueras de hambre

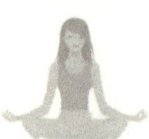 Recuerda que eres un ser humano

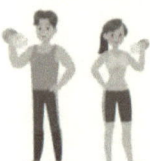 Vuelve a tu rutina de ejercicios

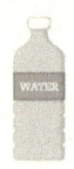 Manténgase hidratado

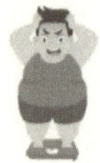 No dejes que la báscula te afecte

LO QUE CREES QUE TE HACE ENGORDAR

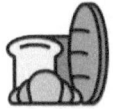   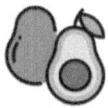

Carbohidratos — Dulces — Comer por la noche — Grasas

LO QUE REALMENTE TE HACE ENGORDAR

Comer demasiadas calorías de cualquier tipo de alimento.

QUÉ COMER PARA ESTAR LLENO

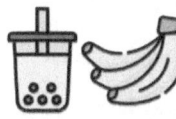 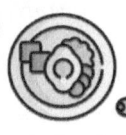 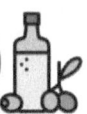 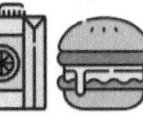

Aumente su consumo de proteínas — Comer más alimentos con fibra — Tómate tu tiempo para comer

ESTO ES LO QUE DEBES HACER
DESPUÉS DE UNA COMIDA TRAMPA

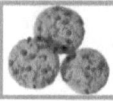 No te sientas mal por ello

Realmente, es sólo un día!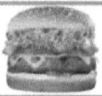

 Deja atrás las trampas

Vuelve a comenzar mañana

"SÓLO COMÍ POLLO EN EL ALMUERZO"

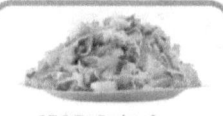
1320 Calorías
Ensalada de pollo a la parrilla
(Burger King)

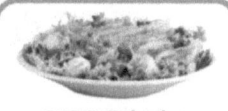
1400 Calorías
Ensalada de pollo crujiente con pan de maíz
(Applebee's)

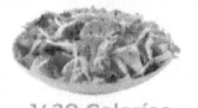
1420 Calorías
Ensalada de pollo oriental
(Applebee's)

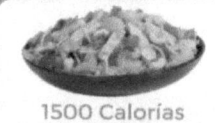
1500 Calorías
Ensalada de pollo con especias marroquíes
(California Pizza Kitchen)

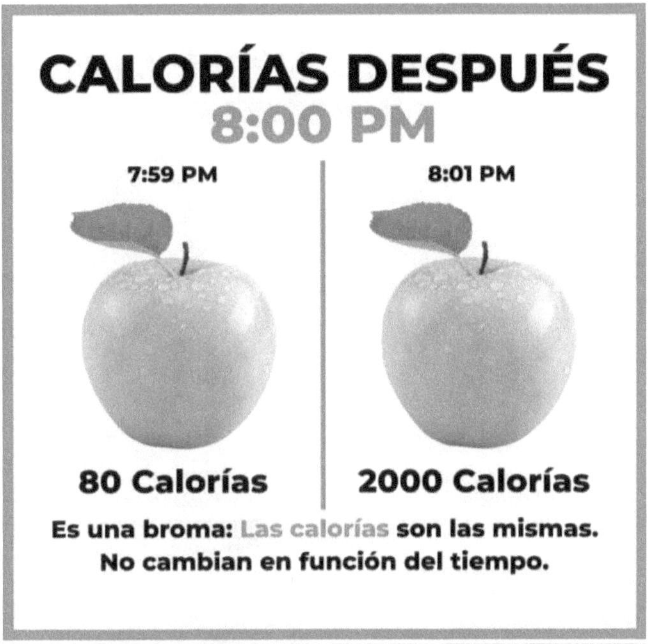

CALORÍAS DESPUÉS
8:00 PM

7:59 PM | **8:01 PM**

80 Calorías | **2000 Calorías**

Es una broma: Las calorías **son las mismas. No cambian en función del tiempo.**

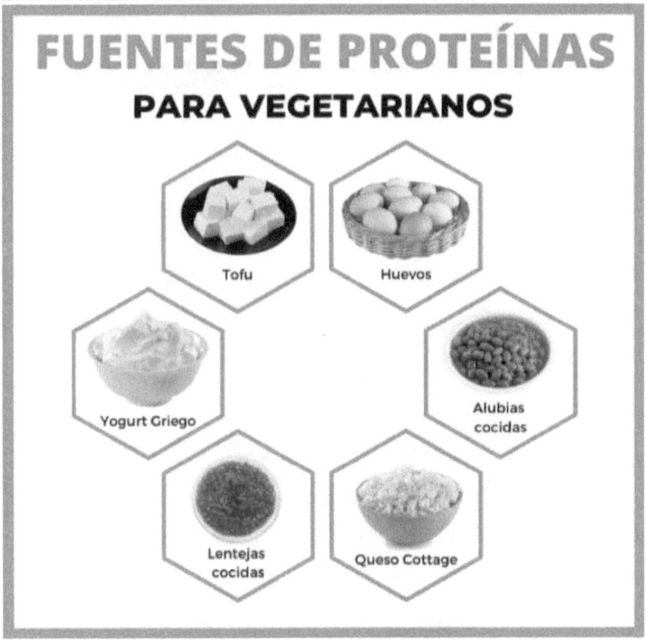

FUENTES DE PROTEÍNAS
PARA VEGETARIANOS

- Tofu
- Huevos
- Yogurt Griego
- Alubias cocidas
- Lentejas cocidas
- Queso Cottage

LA REALIDAD DE LAS DIETAS HIPOCALÓRICAS

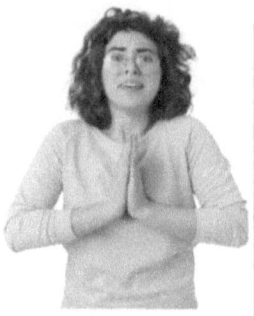 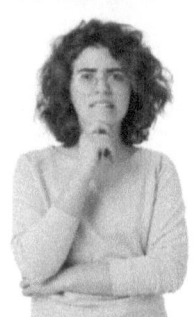

- ¡El peso desaparecerá rápidamente!
- ¡Lograrás el cuerpo de tus sueños!
- ¡Tus problemas están resueltos!

- Tendrás mucha hambre.
- ¡Te sentirás cansado y débil!
- ¡Tus malos hábitos no desaparecerán!

ALIMENTOS QUE FACILITAN LA PÉRDIDA DE GRASA

- Pechuga de pollo
- Huevos
- Pescados
- Yogurt Griego
- Vegetales
- Frutos del bosque
- Queso Cottage
- Batidos de Proteína
- Verduras y hortalizas

PROTEÍNA + FIBRA

Reducir el hambre cuando se hace dieta

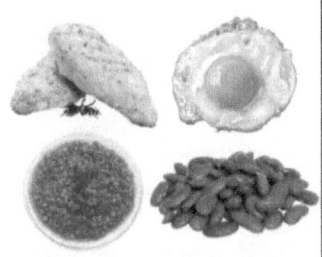 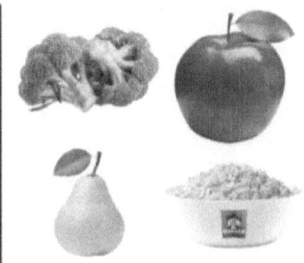

Los alimentos ricos en proteínas ayudan a desarrollar los músculos y a mantenerse saciado | Los alimentos ricos en fibra cuidan su digestión y mejoran la función de la hormona del hambre

SNACKS PROTEICOS

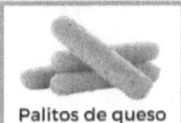
Palitos de queso

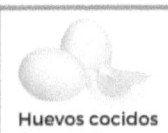
Huevos cocidos

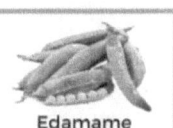
Edamame

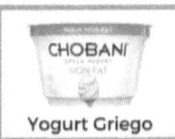
Yogurt Griego

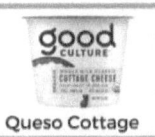
Queso Cottage

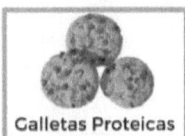
Galletas Proteicas

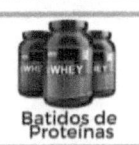
Batidos de Proteínas

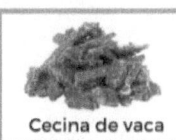
Cecina de vaca

IDEAS PARA EL DESAYUNO
COMIDAS PROTEICAS EN 5 MINUTOS

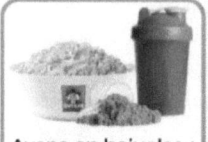
Avena en hojuelas + Batido de proteínas

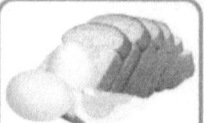
Huevos cocidos + Tostada

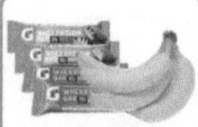
Barras de proteínas + Plátano

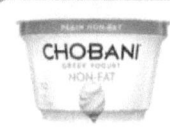
Yogurt Griego

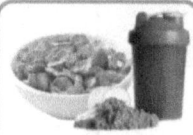
Cereales + Batido de proteínas

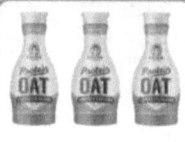
Avena proteica

MACROS 101

PROTEÍNA	CARBOHIDRATOS	GRASAS
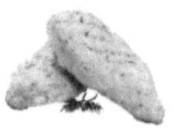	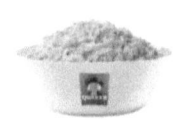	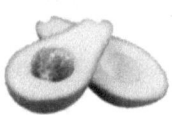
Ayuda a mantener/crecer el músculo	Proporciona energía para la actividad física	Absorbe los nutrientes y regula las hormonas
Pollo	Patatas/ Papa	Aguacates
Pavo molido	Avena	Almendras
Carne de vaca molida	Arroz	Mantequilla de frutos secos
Pescado	Frutas	Aceite de oliva
Yogur griego	Verduras	Semillas
Tofu	Quinoa	Salmón
Clara de huevo	Lentejas	Aceites

AYUNO INTERMITENTE

6 AM-12 PM

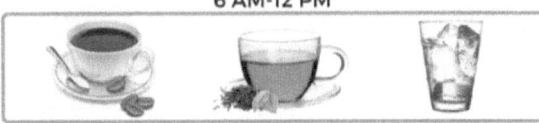

12 PM-8 PM

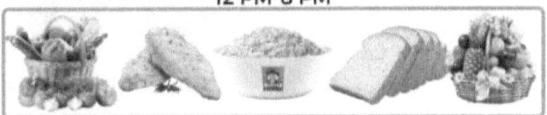

8 PM-6 AM

IDEAS DE COMIDAS PARA EL DESAYUNO

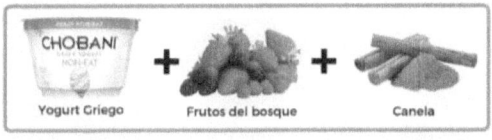

Yogurt Griego + Frutos del bosque + Canela

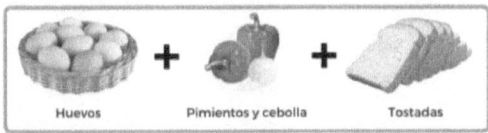

Huevos + Pimientos y cebolla + Tostadas

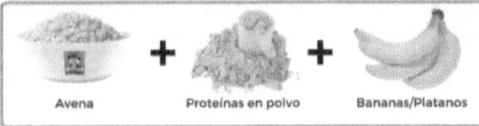

Avena + Proteínas en polvo + Bananas/Plátanos

12 GRANDES ALIMENTOS PARA
LA PÉRDIDA DE PESO

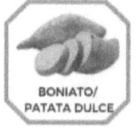 BONIATO/ PATATA DULCE
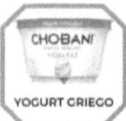 YOGURT GRIEGO
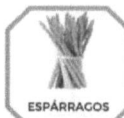 ESPÁRRAGOS
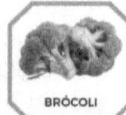 BRÓCOLI

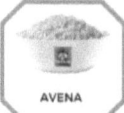 AVENA
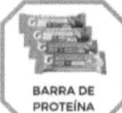 BARRA DE PROTEÍNA
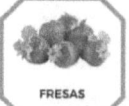 FRESAS
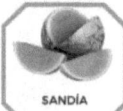 SANDÍA

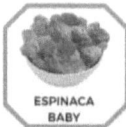 ESPINACA BABY
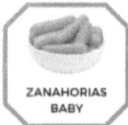 ZANAHORIAS BABY
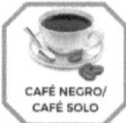 CAFÉ NEGRO/ CAFÉ SOLO
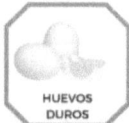 HUEVOS DUROS

FORMAS INCREÍBLES DE ADEREZAR
LAS COMIDAS BAJAS EN CALORÍAS

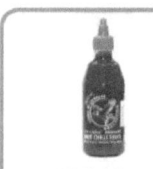 SRIRACHA
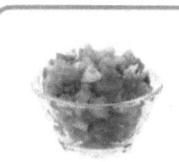 PICO DE GALLO
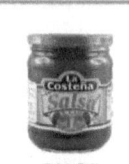 SALSA

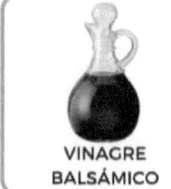 VINAGRE BALSÁMICO
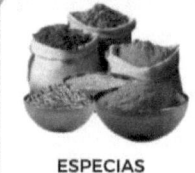 ESPECIAS
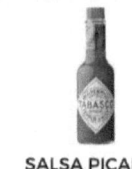 SALSA PICANTE

Comidas rápidas y SALUDABLES PARA LLEVAR

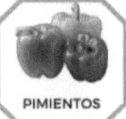 PIMIENTOS
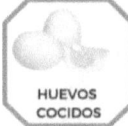 HUEVOS COCIDOS
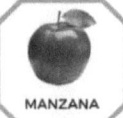 MANZANA
 BANANAS

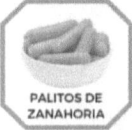 PALITOS DE ZANAHORIA
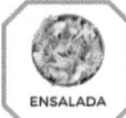 ENSALADA
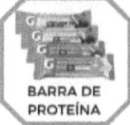 BARRA DE PROTEÍNA
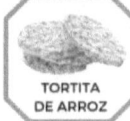 TORTITA DE ARROZ

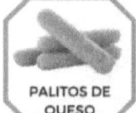 PALITOS DE QUESO
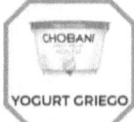 YOGURT GRIEGO
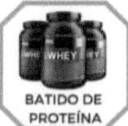 BATIDO DE PROTEÍNA
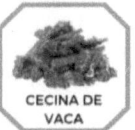 CECINA DE VACA

LOS "MEJORES" ALIMENTOS PARA PERDER GRASA

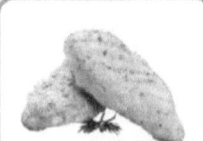 Alimentos ricos en proteínas
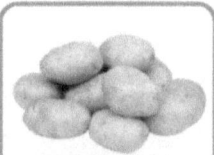 Alimentos de alta saciedad
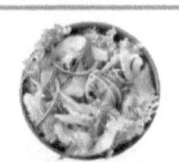 Alimentos de gran volumen

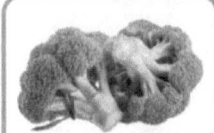 Alimentos ricos en fibra
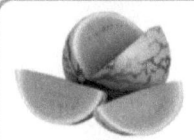 Alimentos ricos en agua
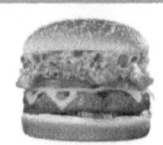 Comida Rápida ES BROMA!

NO TE OLVIDES DE
LAS CALORÍAS AÑADIDAS

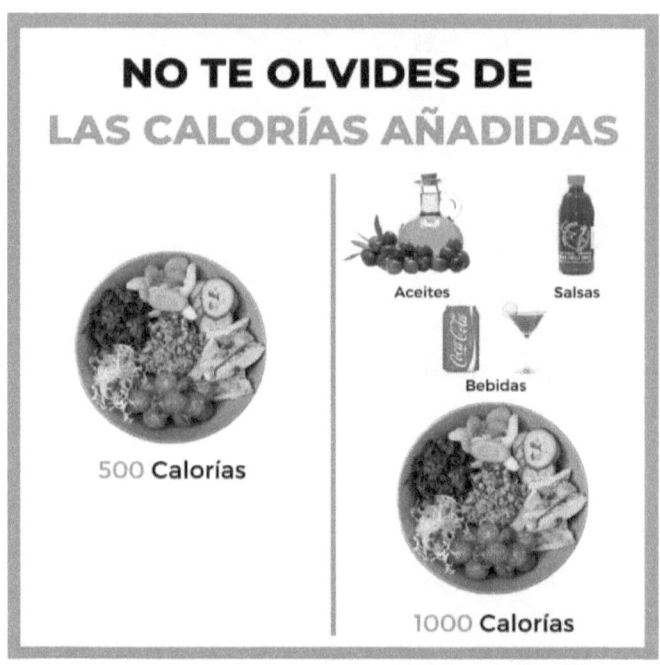

FORMAS SENCILLAS DE
MANTENERSE LLENO

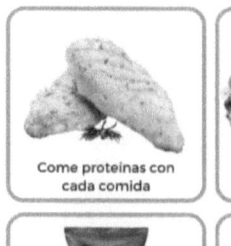
Come proteínas con cada comida

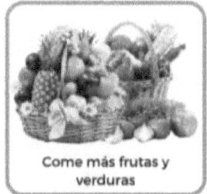
Come más frutas y verduras

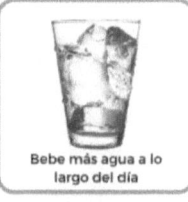
Bebe más agua a lo largo del día

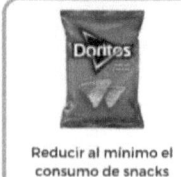
Reducir al mínimo el consumo de snacks

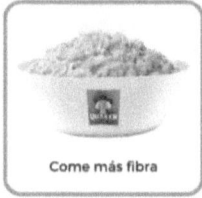
Come más fibra

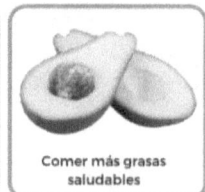
Comer más grasas saludables

CÓMO OBTENER
PROTEÍNAS

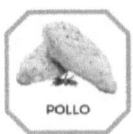 POLLO
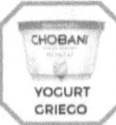 YOGURT GRIEGO
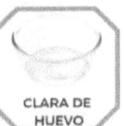 CLARA DE HUEVO
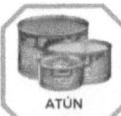 ATÚN

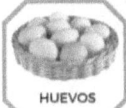 HUEVOS
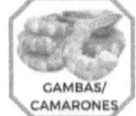 GAMBAS/CAMARONES
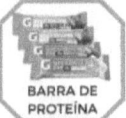 BARRA DE PROTEÍNA
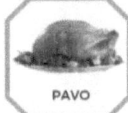 PAVO

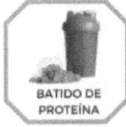 BATIDO DE PROTEÍNA
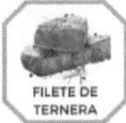 FILETE DE TERNERA
 QUESO COTTAGE
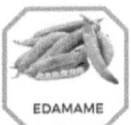 EDAMAME

SÓLO COMÍ UN "PUÑADO"

CUÁNTOS CREES QUE HAS COMIDO

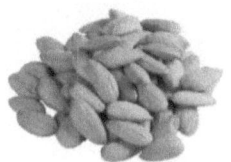

Porción de 1 oz. de almendras

164 calorías

CUÁNTOS COMISTE EN REALIDAD

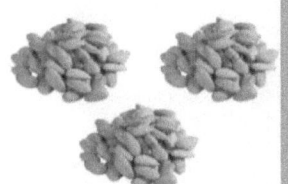

Porción de 3 oz. de almendras

492 calorías

GRANDES OPCIONES PARA
EL DESAYUNO

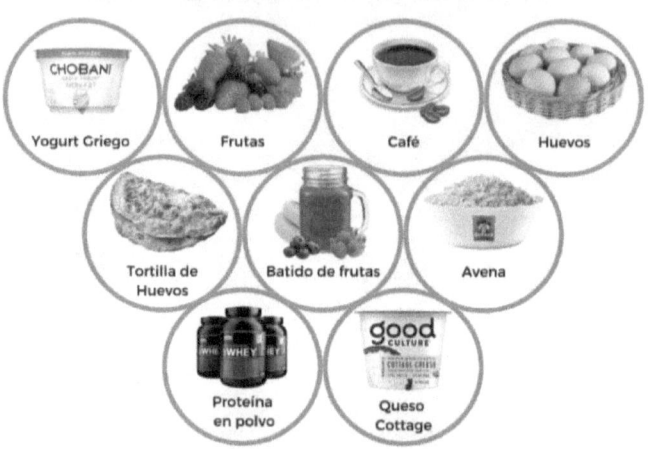

- Yogurt Griego
- Frutas
- Café
- Huevos
- Tortilla de Huevos
- Batido de frutas
- Avena
- Proteína en polvo
- Queso Cottage

LAS CALORÍAS LÍQUIDAS PUEDEN DIFICULTAR
LA PÉRDIDA DE GRASA

Con calorías líquidas		Sin calorías líquidas	
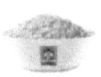 600 calorías	150 calorías	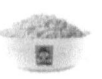 600 calorías	0 calorías
 700 calorías	250 calorías	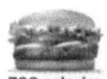 700 calorías	0 calorías
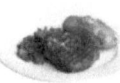 800 calorías	300 calorías	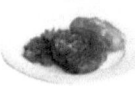 800 calorías	0 calorías
2800 calorías		**2100 calorías**	

POR QUÉ NO ESTÁS BAJANDO DE PESO?

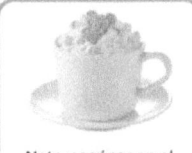
Nata y azúcar en el café

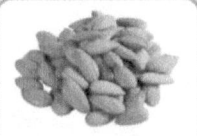
Comer en exceso alimentos saludables

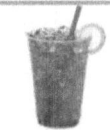
Tomar constantemente bebidas azucaradas

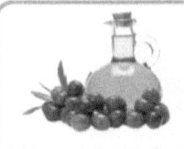
Olvidarse de los aceites y condimentos

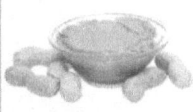
Inexactitud en el seguimiento de los alimentos

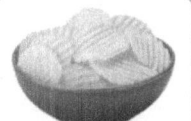
Comer a lo largo del día de forma consistente

CARBOHIDRATOS

Lo que usted cree que son los carbohidratos	Los carbohidratos que deberías consumir
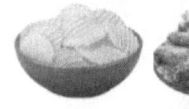 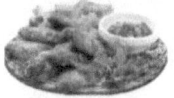 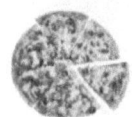 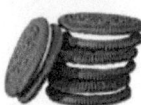 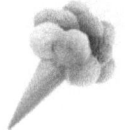 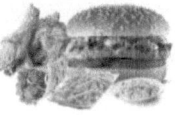	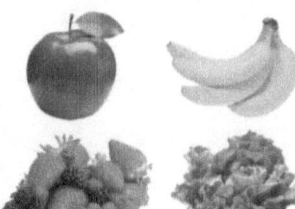 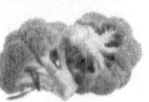 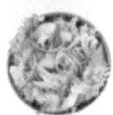  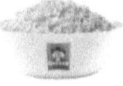

CÓMO MINIMIZAR
LA COMIDA SIN SENTIDO

Lo que debe hacer	Lo que no debe hacer
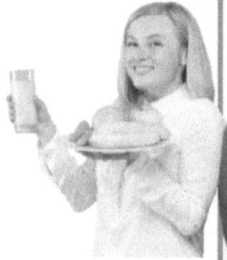	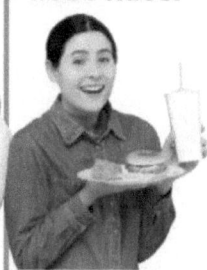
Dé prioridad a los alimentos nutritivos. Planifica las comidas con antelación. ¡Manténgase ocupado!	¡Distraerse mientras se come! Comer directamente de la bolsa. Comer alimentos muy procesados.

6 DESAYUNOS
RICOS EN PROTEÍNAS

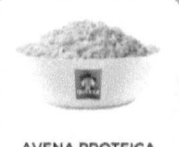

AVENA PROTEICA

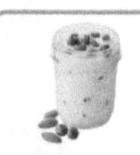

PUDÍN DE SEMILLAS DE CHÍA

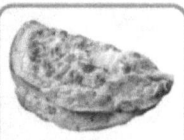

TORTILLA DE HUEVO

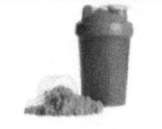

BATIDO DE PROTEÍNA

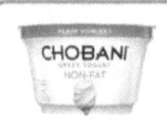

YOGURT GRIEGO

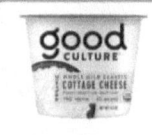

QUESO COTTAGE

SUPER SENCILLO
PLAN DE PÉRDIDA DE GRASA

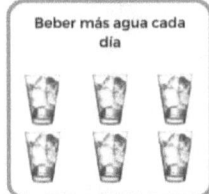
Beber más agua cada día

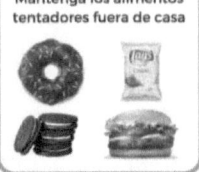
Mantenga los alimentos tentadores fuera de casa

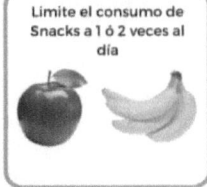
Limite el consumo de Snacks a 1 ó 2 veces al día

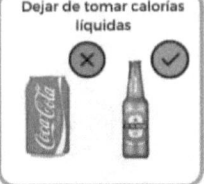
Dejar de tomar calorías líquidas

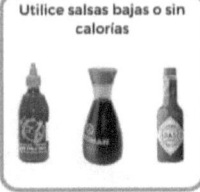
Utilice salsas bajas o sin calorías

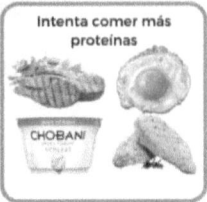
Intenta comer más proteínas

FRUTAS BAJAS EN CALORÍAS

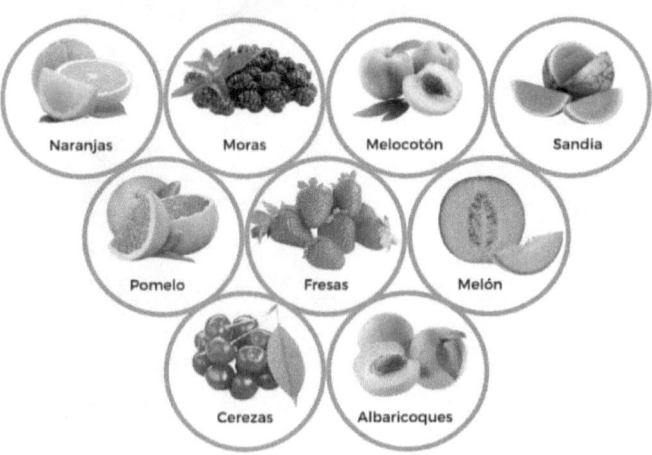

"¡MI DIETA ES MUY SALUDABLE PERO NO PIERDO PESO!"

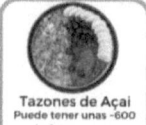
Tazones de Açaí
Puede tener unas ~600 calorías por cuenco

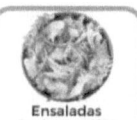
Ensaladas
Puede tener ~1200 calorías por cuenco

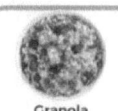
Granola
Puede tener ~560 calorías por cuenco

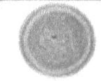
Mantequilla de frutos secos
Puede tener unas ~200 calorías por cuenco

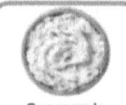
Guacamole
Puede tener ~460 calorías por cuenco

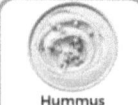
Hummus
Puede tener ~410 calorías por cuenco

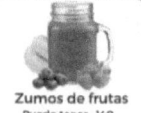
Zumos de frutas
Puede tener ~140 calorías por vaso

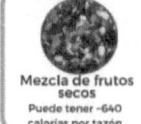
Mezcla de frutos secos
Puede tener ~640 calorías por tazón

COMER SANO CON POCO PRESUPUESTO

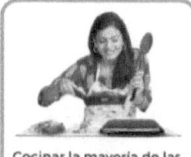
Cocinar la mayoría de las comidas en casa

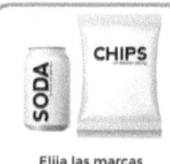
Elija las marcas genéricas

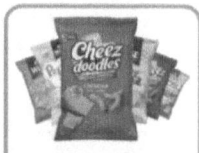
No compres demasiados snacks

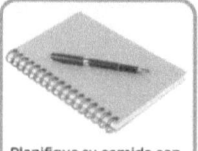
Planifique su comida con antelación

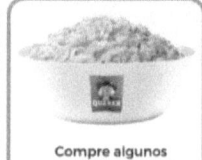
Compre algunos alimentos a granel

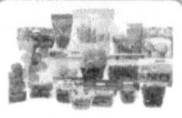
Comprar frutas y verduras congeladas

9 IDEAS PARA UNA DIETA RICA EN PROTEÍNAS

PARA DESAYUNAR

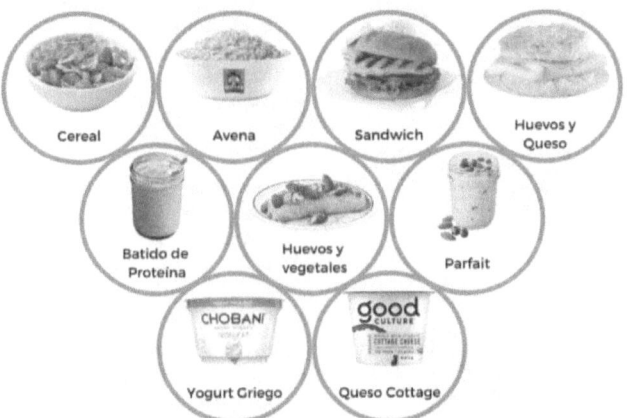

CÓMO MANTENER EL RUMBO
DURANTE EL FIN DE SEMANA

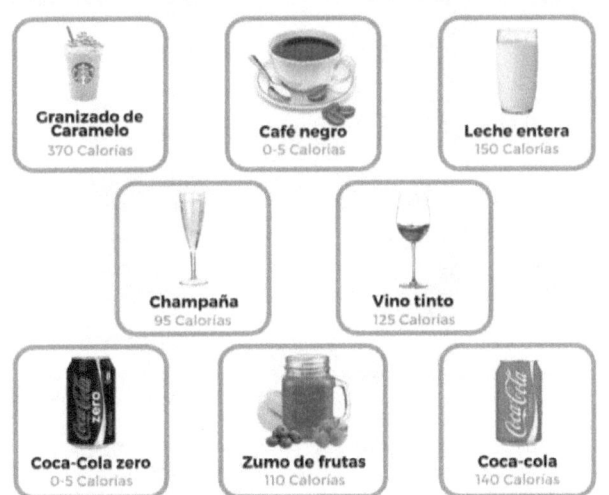

TIPOS DE HAMBRE

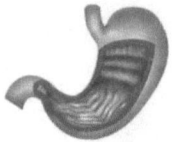

ESTÓMAGO
Tiene hambre física (es decir, gruñidos en el estómago, dolor de cabeza u otros síntomas físicos)

BOCA
Quiere un sabor o una textura específica (es decir, dulce, salado, crujiente, cremoso)

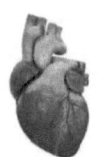

CORAZÓN
Está comiendo debido a sus sentimientos o emociones (por ejemplo, estresado, ansioso, triste, excitado)

FRESCOS VS. CONGELADOS
FRUTAS Y VEGETALES

FRESCOS
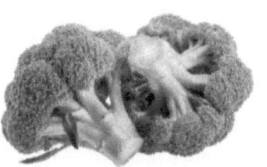

- Suele tener mejor sabor.
- Puede ser más caro.
- Se estropea mucho más rápido que el congelado.
- Hay que lavar, cortar, preparar, etc.

CONGELADOS
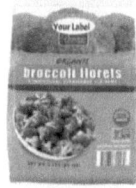

- Más cómodo que el fresco.
- Se mantiene fresco durante meses.
- Puede cocinarse al vapor en el microondas.
- Puede que no tengan el mismo sabor que las frescas.

ALIMENTOS SALUDABLES
ALTOS EN CALORÍAS

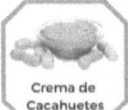 Crema de Cacahuetes
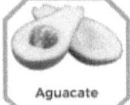 Nueces y semillas
Aguacate
 Chocolate negro

 Aceite de oliva
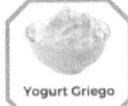 Yogurt Griego
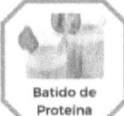 Batido de Proteína
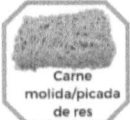 Carne molida/picada de res

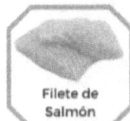 Filete de Salmón
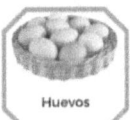 Huevos
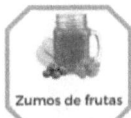 Zumos de frutas
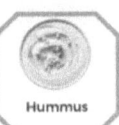 Hummus

TRES ASOMBROSAS COMIDAS
PARA PERDER GRASA

Proteína + Carbohidratos + Vegetales

COMIDA #1
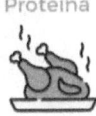 Pollo
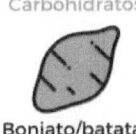 Boniato/batata dulce
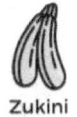 Zukini

COMIDA #2
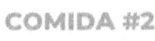 Carne molida/picada de res
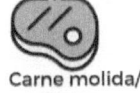 Arroz integral
 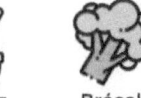 Brócoli

COMIDA #3
Salmón
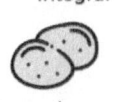 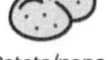 Patata/papa
 Judías verdes

6 GRANDES ALIMENTOS PARA PERDER GRASA

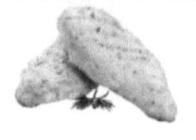
CARNE MAGRA

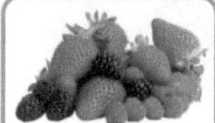
FRUTOS DEL BOSQUE

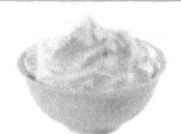
YOGURT GRIEGO

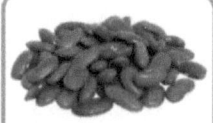
FRIJOLES

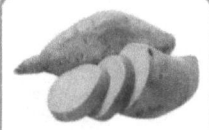
BONIATO/ PATATA DULCE

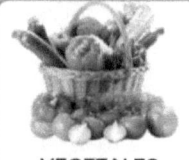
VEGETALES

12 ALIMENTOS QUE SON ALTO CONTENIDO EN PROTEÍNAS

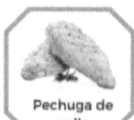
Pechuga de pollo

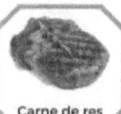
Carne de res

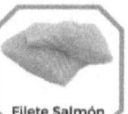
Filete Salmón

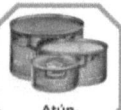
Atún

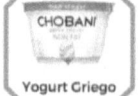
Yogurt Griego

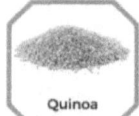
Quinoa

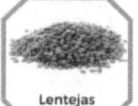
Lentejas

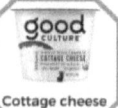
Cottage cheese

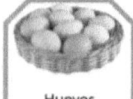
Huevos

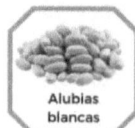
Alubias blancas

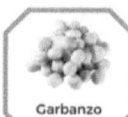
Garbanzo

Mozarella

ALIMENTOS SALUDABLES FALSOS

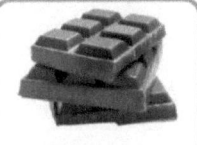
Chocolate Negro

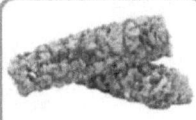
Barras de Granola

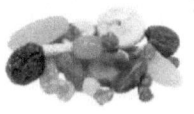
Frutos secos

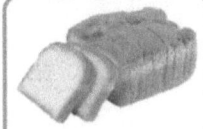
Panes integrales

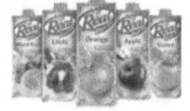
Zumos de frutas procesados

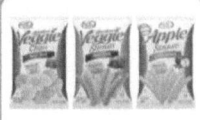
Chips Vegetales

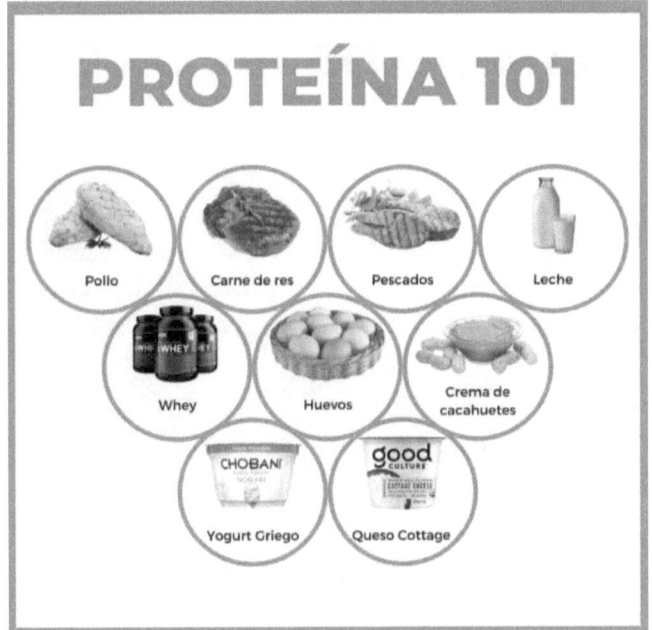

FUENTES DE CARBOHIDRATOS SALUDABLES

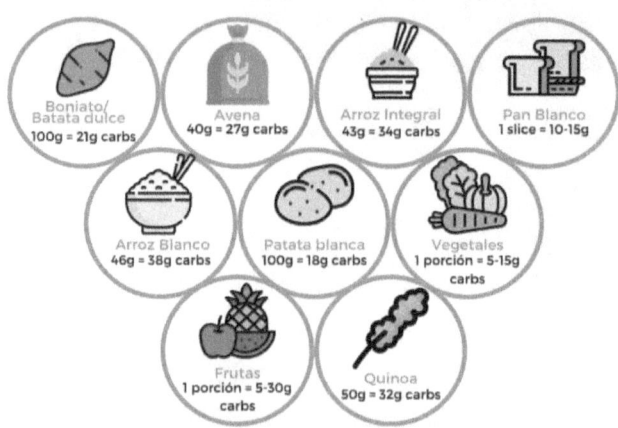

ALIMENTOS RICOS EN FIBRA

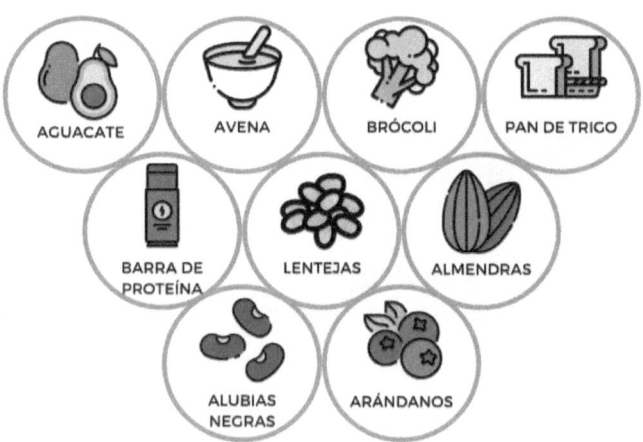

BATIDOS DE PROTEÍNAS

GANANCIA MUSCULAR

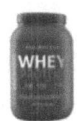 + 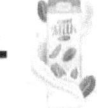 + 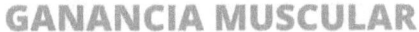 + 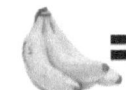 =

| 1 Cucharada de proteína Whey | 300ml Leche de almendras | 2 cucharitas Mantequilla de cacahuetes | 2 Bananas | 638 Calories |

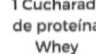 + 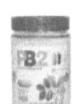 + 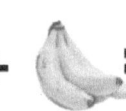 + banana = shaker

1 Cucharada de proteína Whey | 300ml Leche de almendras | 2 cucharitas PB2 | 1 Banana | 356 Calories

INFORMACIÓN NUTRICIONAL

PATATA BLANCA

Calorías- 130g
Carbohidratos- 29g
Fibra- 3g
Proteínas- 3g
Grasa: 0 g
Vitamina A: 14 UI
Vitamina C: 17,4 mg
Potasio: 750 mg
Magnesio: 37 mg

BONIATO/ BATATA DULCE

Calorías- 90g
Carbohidratos- 24g
Fibra- 4g
Proteínas- 2g
Grasa- 0g
Vitamina A: 22.000 UI
Vitamina C: 22 mg
Potasio: 542 mg
Magnesio: 31 mg

INTERCAMBIOS SALUDABLES

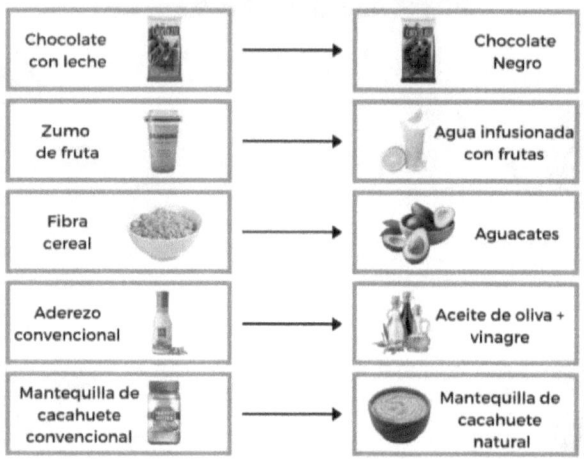

COMER 1/4 DE TAZA DE
UVAS

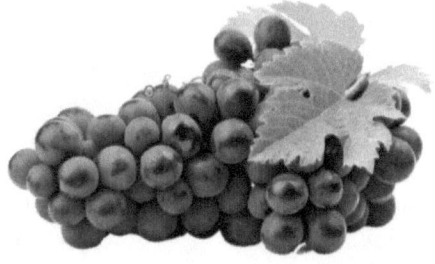

Diariamente ayuda a aliviar el estreñimiento, potencia el cerebro, es excelente para los ojos, ayuda a aclarar las cicatrices y previene los signos del envejecimiento, también es un poderoso antioxidante.

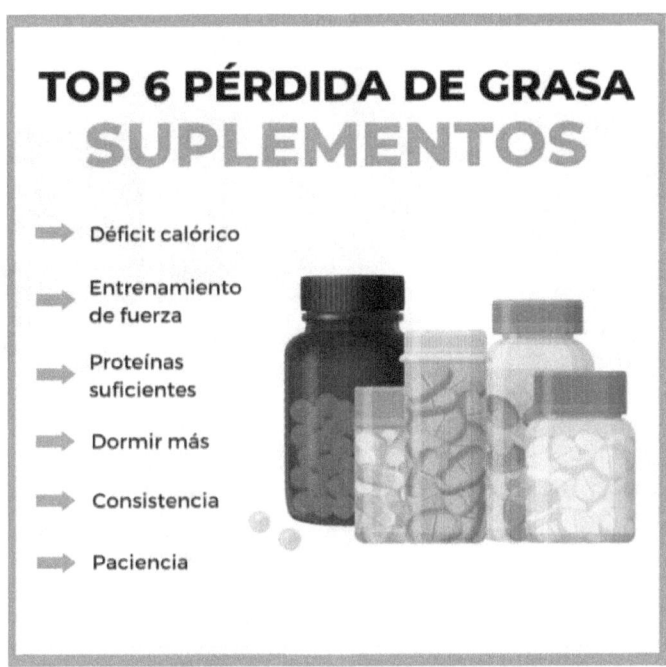

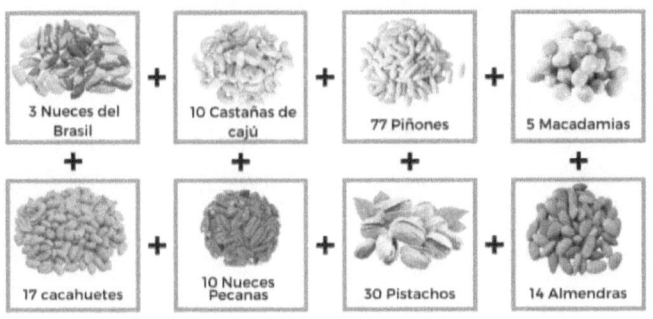

150 CALS	140 CALS	170 CALS	0 CALS
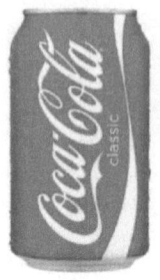	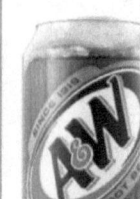	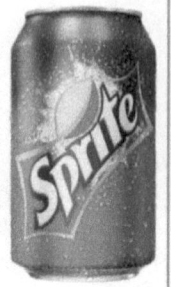	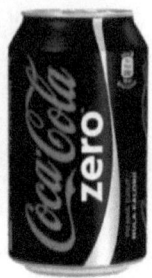
NO ES SALUDABLE	**NO ES SALUDABLE**	**NO ES SALUDABLE**	**NO ES SALUDABLE**

Parte III. Efectivos consejos nutricionales de iniciación

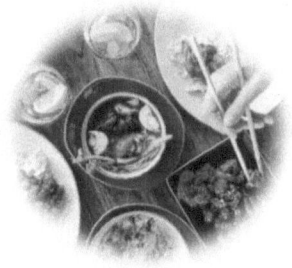

A continuación, una serie de consejos de alimentación y nutrición te guiarán en el camino para crear recetas saludables que formen parte de tu nuevo plan de alimentación balanceada.

LAS MEJORES FUENTES DE MINERALES ESENCIALES

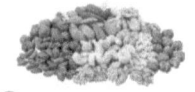

1 Magnesio

Bueno para :
Huesos, músculos, nervios

Se encuentra en :
Espinacas, judías negras, frutos secos, leche de soja, yogur
y el marisco

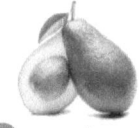

2 Potasio

Bueno para :
Corazón, células nerviosas

Se encuentra en :
Zumo de naranja, patatas
plátanos, melón dulce y aguacate

6 MANERAS DE HACER QUE SU CAFÉ SEA SALUDABLE

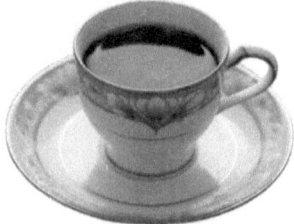

1. Evite los edulcorantes artificiales y el azúcar refinado
2. No tome café inmediatamente después de la comida. Dificulta la absorción de nutrientes.
3. Añade canela
4. Utilice agua filtrada y granos orgánicos
5. Evite tomar café después de las 2-3 de la tarde
6. Evite las cremas artificiales cremas artificiales

6 BENEFICIOS SALUDABLES DEL AGUA POTABLE

1. Ayuda a maximizar el rendimiento físico
2. Afecta a los niveles de energía y a la función cerebral
3. Ayuda a prevenir y tratar los dolores de cabeza
4. Puede ayudar a aliviar el estreñimiento
5. Puede ayudar a tratar los cálculos renales
6. Aumenta la tasa metabólica.

6 BENEFICIOS SALUDABLES DE CORRER A DIARIO

1. Mejora la salud mental y reduce la depresión.
2. Mejora el estado cardiovascular.
3. Mejora la inmunidad.
4. Mejora la función cognitiva.
5. Reduce el riesgo de muchos cánceres.
6. Quema muchos kilo-julios.

6 BENEFICIOS PARA LA SALUD POR CAMINAR DIARIAMENTE

1. Ayuda a perder peso.
2. Aumenta la capacidad puln
3. Mejora la salud del corazón.
4. Se reducen los antojos de a:
5. Reduce la presión arterial.
6. Aumenta la inmunidad.

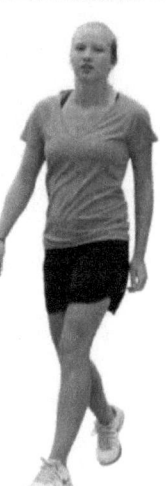

6 ACEITES ESENCIALES PARA EL CRECIMIENTO DEL CABELLO

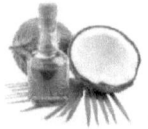
Aceite de coco

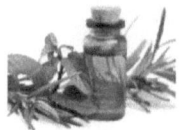
Aceite del árbol del té

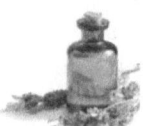
Aceite de lavanda

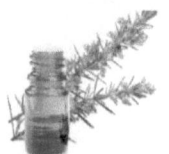
Aceite de romero

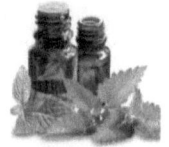
Aceite de menta

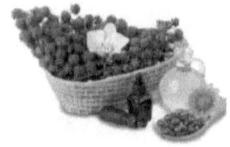
Aceite de ricino

6 ZUMOS DE VERDURAS PARA UNA PIEL BRILLANTE

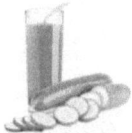
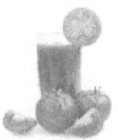
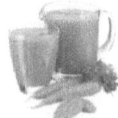

Zumo de pepino
Revitaliza la piel y reduce las ojeras

Zumo de tomate
Cura las irritaciones de la piel y reduce los poros

Zumo de zanahoria
Ayuda a mantener un tono de piel saludable

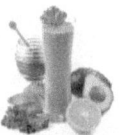
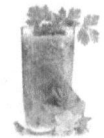
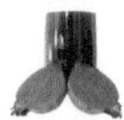

Zumo de espinacas
Repara la piel, elimina el acné y mejora el cutis

Zumo de apio
Reduce la grasa y la inflamacións

Zumo de remolacha
Reduce la grasa y la inflamación, elimina las manchas y elimina las toxinas

8 ALIMENTOS QUE PUEDEN AYUDAR CON LOS CALAMBRES MUSCULARES

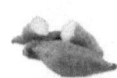
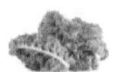
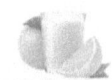

Moniato
Repleto de calcio, magnesio

Vegetales verdes
Alto contenido en calcio y magnesio

Zumo de naranja
Te hidrata y te llena de potasio

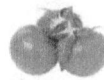

Sandía
Ayuda a hidratar los músculos

Aguacate
Una fuente de potasio

Tomate
Repleto de potasio

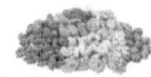

Leche
Ayuda a reparar el tejido muscular

Frutos de cáscara y semillas
Buena fuente de magnesio

6 ALIMENTOS ANTIENVEJECIMIENTO

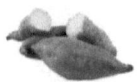
Moniato
El betacaroteno se convierte en vitamina A para una piel suave

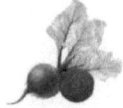
Remolacha
Desintoxica para mantener la tez brillante

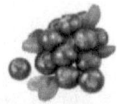
Arándanos
Los antioxidantes neutralizan los radicales libres dañinos

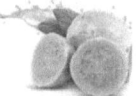
Cítricos
El licopeno protege la piel del daño solar

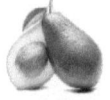
Aguacate
El aceite de aguacate fortalece la piel a la vez que la hidrata

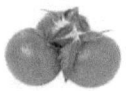
Tomate
El licopeno protege la piel del daño solar

8 ALIMENTOS NATURALES QUE EQUILIBRAN LAS HORMONAS

Huevos
Omita los carbohidratos carbohidratos y revuelve 2 huevos en su lugar

Semillas de lino
Añade una cucharada a tus batidos, ensalada y yogur

Aceite de coco
Cocinar las verduras en aceite de coco

Cúrcuma
Condimentar la sopa y curry con cúrcuma

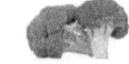
Verduras crucíferas
Coma una taza de huevos verdes todos los días

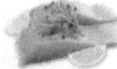
Salmón
Coma pescado 3 veces a la semana

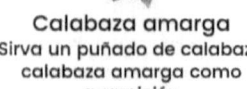
Calabaza amarga
Sirva un puñado de calabaza calabaza amarga como guarnición

Chucrut
Cubre tus comidas con 1/4 de taza de chucrut

CUBRE TUS COMIDAS CON 1/4 DE TAZA DE CHUCRUT

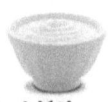

Probióticos
Los alimentos con bacterias buenas, como el kimchi, el yogur y el kéfir, eliminan las bacterias malas que provocan problemas digestivos

Diario en bruto
El queso curado/crudo, el kéfir y el yogur limitan las reacciones negativas incluso en los intolerantes a la lactosa

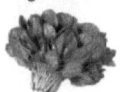

Frutas ricas en agua y verduras
Las verduras de hoja verde, el pepino, el apio, el hinojo, el melón, las bayas y las verduras al vapor alivian la hinchazón del estómago de forma natural

Hierbas, especias y Tés
Hierbas y especias como el jengibre, la aloevera, el hinojo, el perejil, el orégano y las infusiones alivian la digestión de forma natural

ALIMENTOS QUE DEBE EVITAR SI ES USTED DIABÉTICO

Bebidas azucaradas
Los refrescos y las bebidas dulces tienen un alto contenido en carbohidratos, que aumentan el nivel de azúcar en sangre. Además, su alto contenido en fructosa se ha relacionado con la resistencia a la insulina.

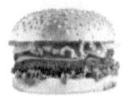

Grasas trans
Las grasas trans son grasas insaturadas que han sido alteradas químicamente para aumentar su estabilidad. resistencia a la insulina, aumento de la grasa del vientre y enfermedades del corazón.

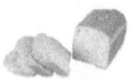

Pan blanco, pasta y arroz
Estos tienen un alto contenido de carbohidratos pero un bajo contenido de fibra. Esta combinación puede dar lugar a niveles elevados de azúcar en sangre.

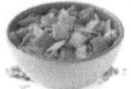

Cereales azucarados para el desayuno
Los cereales para el desayuno tienen un alto contenido en carbohidratos pero un bajo contenido en proteínas. Un desayuno rico en proteínas y bajo en carbohidratos es la mejor opción para la diabetes y el control del apetito.

ZUMO POTENCIADOR DEL CEREBRO

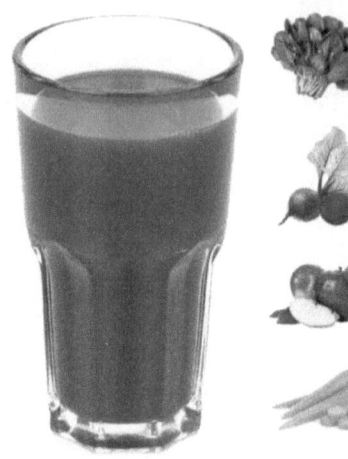

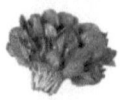 Espinacas picadas
1/2 taza

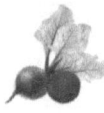 Dados de remolacha
1/4 de taza

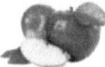 Cubos de manzana
1 taza

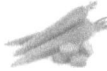 Dados de zanahoria
1/2 taza

Y añadir semillas de lino / almendras / nueces (cualquiera)

LAS MEJORES HORAS PARA COMER

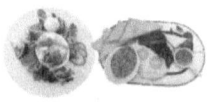

Desayuno
Hora ideal: 7-8 am
No lo hagas más tarde de: 10 am
Debe recordar: Comer antes de 30 minutos después de despertarse

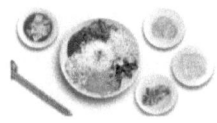

Almuerzo
Hora ideal: 12:30-2 pm
No lo hagas más tarde que: 4 pm
Hay que recordar: El intervalo de tiempo ideal entre el desayuno y la comida es de 4 horas

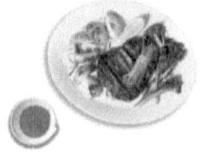

Cena
Hora ideal: 6-9 pm
No lo hagas más tarde de: 10 pm
Debe recordar: La comida debe ser al menos 3 horas antes de dormir

6 RAZONES POR LAS QUE NO TIENES ENERGÍA

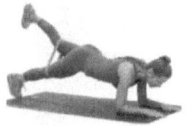
Usted está sobreentrenado

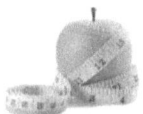
Usted está comiendo muy pocas calorías

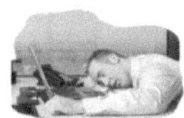
Usted no es lo suficientemente activo

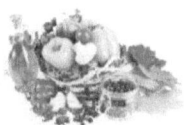
Usted tiene una deficiencia de vitamina B

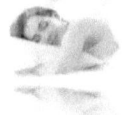
Tienes una mala rutina de sueño

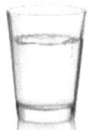
Estás deshidratado

9 ALIMENTOS PARA AUMENTAR SU INMUNIDAD

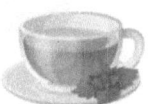
Té

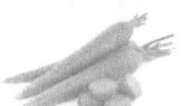
Zanahorias

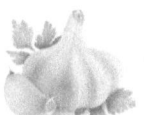
Ajo

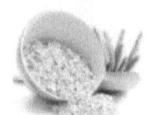
Avena

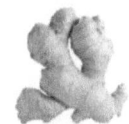
Jengibre

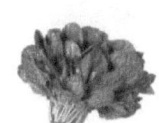
Espinacas

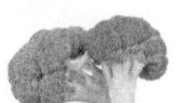
Brócoli

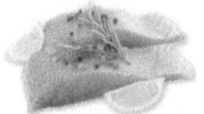
Salmón

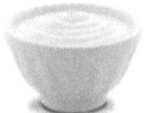
Yogur griego

¿SE SIENTE MAL?

✓ Coma esto | ✗ No esto

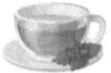 Té caliente
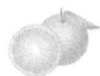 Frutas cítricas
 Productos lácteos
 Comida basura

Plátano
Jengibre
 Azúcar refinado

Agua de coco
Miel
Alcohol
Café

¿DOLOR DE GARGANTA?

✓ Coma esto | ✗ No esto

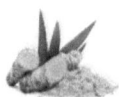 Cúrcuma
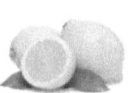 Agua de limón
Verduras crudas
Frutas cítricas

Vinagre de sidra de manzana
Jengibre zumo
Galletas saladas
Pan

Agua salada
Miel
Patatas fritas
Café

9 REMEDIOS PARA LA ANEMIA

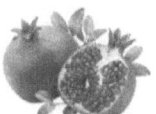
Granada

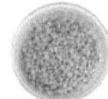
Alholva

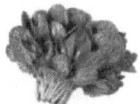
Espinacas

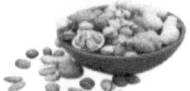
Nueces

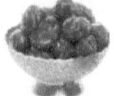
Dátil

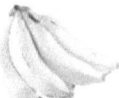
Plátano

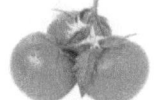
Tomate

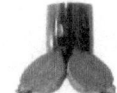
Zumo de remolacha

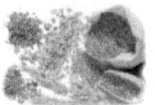
Cereales integrales

8 MEJORES CONSEJOS PARA DESPERTARSE TEMPRANO

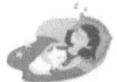
Dormir 7-8 horas de calidad

Prepara todo la noche anterior

Visualiza la mañana que quieres

Optimice sus alarmas

Sonríe a primera hora de la mañana

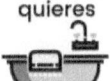
Dirígete directamente al baño

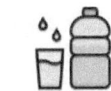
Bebe un vaso de agua

Lávate los dientes y dúchate

CUANDO SE DEBE HACER CARDIO

Antes de las pesas

Menos energía para el peso

No es ideal para la fuerza

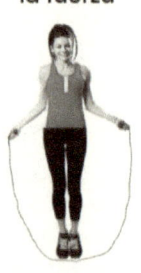

Después de las pesas

Posibilidades de señalización de anaeróbico a aeróbico

No es ideal para desarrollar los músculos

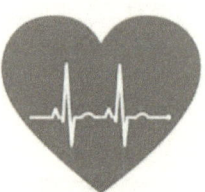

Tiempo de separación

Tiempo de recuperar

La mayoría es ideal

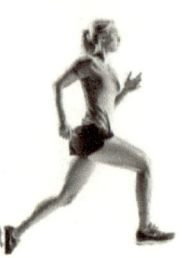

8 ALIMENTOS PODEROSOS PARA COMER PARA LA DIABETES

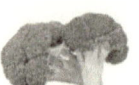

Brócoli

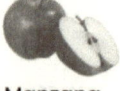

Manzana

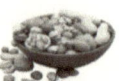

Nueces

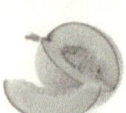

Melón Cantalupo

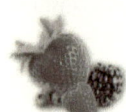

Frambuesas

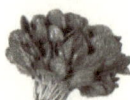

Espinacas

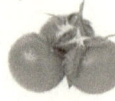

Tomate

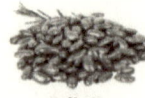

Frijoles

8 ALIMENTOS RICOS EN YODO

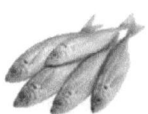
Pescado

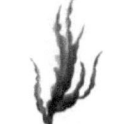
Algas marinas

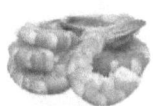
Gambas

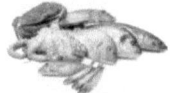
Mariscos

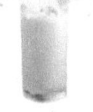
Leche

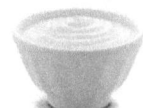
Yogurt

Queso

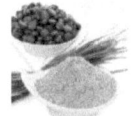
Espirulina

8 ALIMENTOS PARA LA VITAMINA C

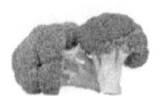
Brócoli

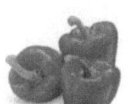
Pimientos

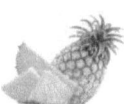
Piña

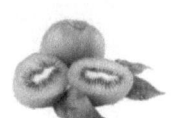
Kiwi

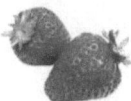
Fresas

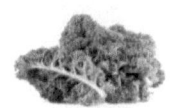
Col

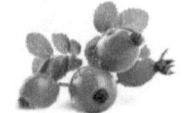
Rosa mosqueta

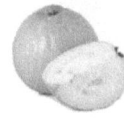
Guayabas

9 MEJORES ALIMENTOS PARA EL HÍGADO

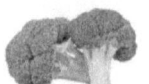
Brócoli

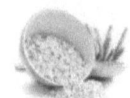
Avena

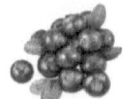
Arándanos

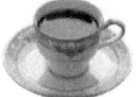
Café

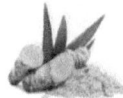
Hierbas y especias

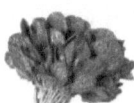
Espinacas

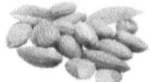
Almendra

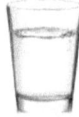
Agua

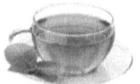
Té verde

8 FUENTES VEGETARIANAS DE HIERRO

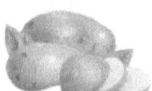
Patatas

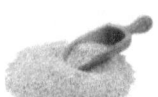
Quinoa

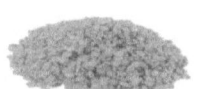
Lentejas

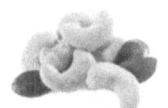
Anacardos

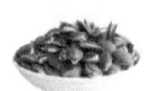
Mejillones

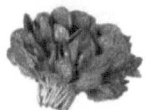
Espinacas

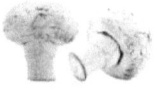
Setas

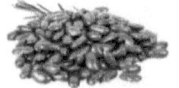
Frijoles

8 SÚPER ALIMENTOS PARA UNA VISTA FUERTE

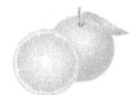
Frutos cítricos

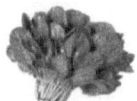
Verduras y hortalizas Verduras

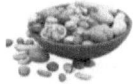
Nueces

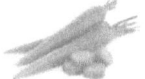
Zanahoria

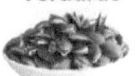
Mejillones

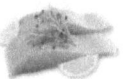
Salmón

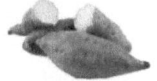
Boniato

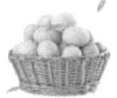
Huevos

8 SÚPER ALIMENTOS PARA REDUCIR EL COLESTEROL

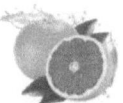
Pomelo

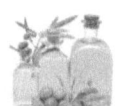
Aceite de oliva

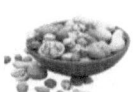
Nueces

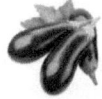
Berenjena

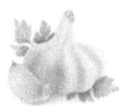
Ajo

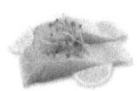
Salmón

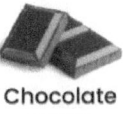
Chocolate negro

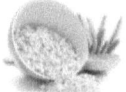
Avena

9 ALIMENTOS QUE COMBATEN LA INFLAMACIÓN

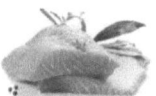 Grasas saludables
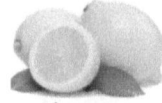 Limones
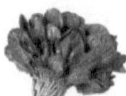 Verduras crucíferas

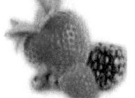 Bayas y cerezas
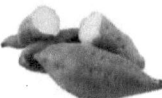 Moniatos
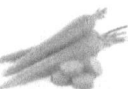 Zanahoria

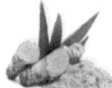 Cúrcuma
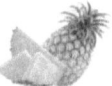 Piña
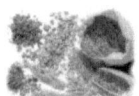 Cereales integrales

9 ALIMENTOS QUE PUEDEN REDUCIR LA PRESIÓN ARTERIAL

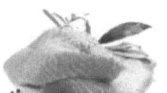 Pescados grasos
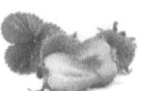 Bayas
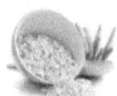 Avena

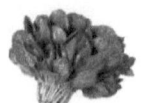 Hojas verdes
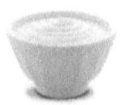 Yogur bajo en grasa
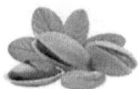 Pistachos

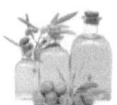 Aceite de oliva
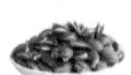 Mejillones
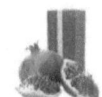 Zumo de granada

6 PEORES ALIMENTOS PARA EL HÍGADO

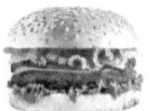
Alimentos grasos

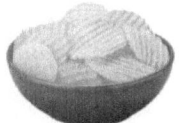
Aperitivos empaquetados

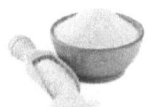
Exceso de sal

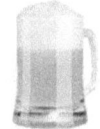
Exceso de alcohol

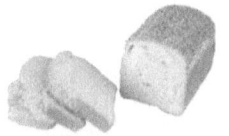
Pan blanco

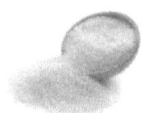
Exceso de azúcar

LAS 6 BEBIDAS MÁS EFICACES PARA DORMIR MEJOR

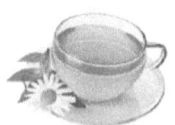
Té de manzanilla

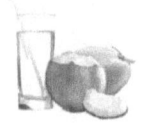
Bebida de coco

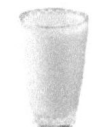
Leche con miel

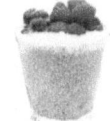
Semillas de chía

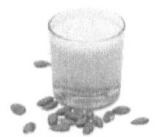
Leche de almendras

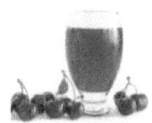
Jugo de Cereza ácida

6 FRUTAS QUE PUEDEN AYUDARTE A GANAR PESO

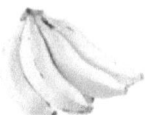
Plátano

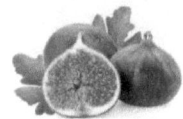
Higo

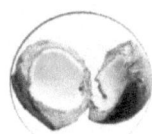
coco

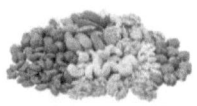
Frutas secas

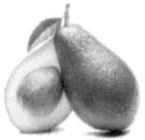
Aguacate

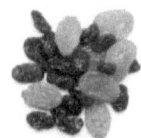
Pasas

8 ALIMENTOS CON ALTO CONTENIDO DE AGUA

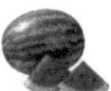
Sandía
92%

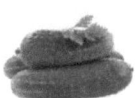
Pepino
97%

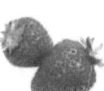
Fresas 90%

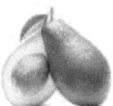
Aguacate
73%

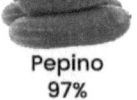
Melón
Cantalupo 90%

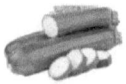
Calabacín
94%

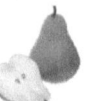
Pera
83%

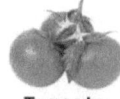
Tomate
94%

8 ALIMENTOS PARA COMER DURANTE LA MENSTRUACIÓN

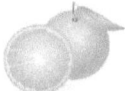
Naranjas

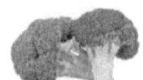
Brócoli

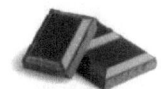
Chocolate negro

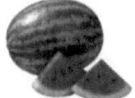
Sandía

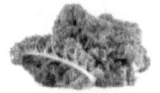
Col

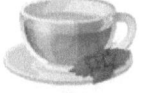
Té

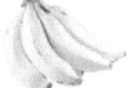
Plátano

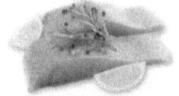
Salmón

8 REMEDIOS CASEROS PARA COMBATIR EL DOLOR DE CABEZA

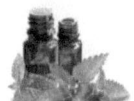
Aceite esenciales

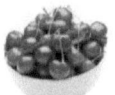
Cerezas

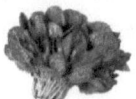
Espinacas

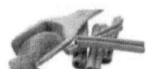
Canela

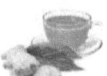
Té de jengibre

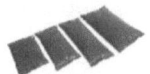
Compresa fría

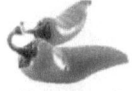
Pimienta de Cayena

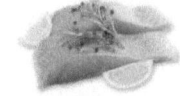
Salmón

6 REMEDIOS CASEROS PARA LOS DOLORES MENSTRUALES

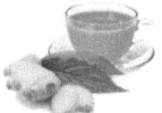
Té de jengibre

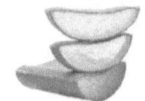
Aloe Vera y Miel

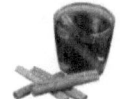
Té de canela

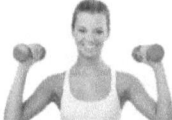
Ejercicio

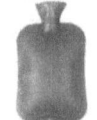
Aplicar calor

Semillas de hinojo

6 BENEFICIOS PARA LA SALUD DEL SUDOR

1. Promueve una piel más sana
2. Protege tu corazón
3. Reduce las hormonas del estrés
4. **Desintoxica el cuerpo**
5. Combate los microbios dañinos
6. Reduce el riesgo de cálculos renales

5 NUTRIENTES ESENCIALES PARA MUJERES DE 20 A 40 AÑOS

① **Vitamina C**
Combate las arrugas, ayuda al corazón y la salud prenatal.

② **Vitamina B6**
Refuerza el sistema inmunitario, regula el estado de ánimo y el sueño.

③ **Vitamina B12**
Regula el metabolismo. Mantiene el sistema nervioso.

④ **Omega-3**
Para la salud del corazón, la piel, los huesos y el cabello; ayuda a la fertilidad.

⑤ **Ácido fólico**
Reduce el riesgo de defectos de nacimiento; menor riesgo de hipertensión.

4 MEJORES VITAMINAS PARA EL CRECIMIENTO DEL CABELLO

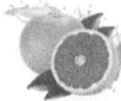
Vitamina C
Crea una proteína llamada collage que promueve la producción de antioxidantes y combate los radicales libres.

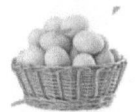
Vitamina B7
La biotina (B7) favorece el crecimiento del cabello existente, produce queratina y actúa para aumentar la elasticidad del cabello.

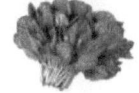
Hierro
Esto promueve el crecimiento y la reparación de las células que estimulan el crecimiento del cabello.

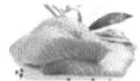
Vitamina D
Estimulan el crecimiento celular y ayudan a crear nuevos folículos pilosos.

5 MEJORES MOMENTOS PARA BEBER AGUA

1. **Después de caminar**
   Activa los órganos internos

2. **Después del entrenamiento**
   Llevar el ritmo cardíaco a la normalidad

3. **Media hora antes de la comida**
   Ayuda a la digestión

4. **Antes de acostarse**
   Reponer cualquier pérdida de líquido

5. **Antes de tomar un baño**
   Ayuda a reducir la presión arterial

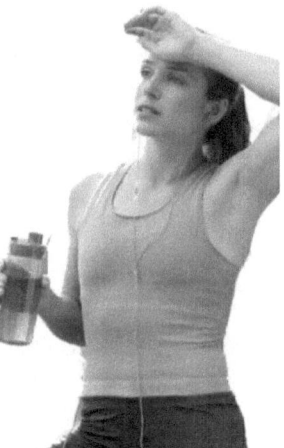

¿SABÍAS QUE?

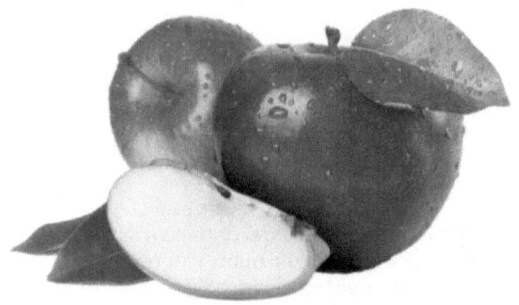

Se dice que comer una manzana en ayunas o a primera hora de la mañana ayuda a curar el dolor de cabeza, **ya que la fruta está repleta de flavonoides, que reducen la presión arterial y, por tanto, el dolor de cabeza.**

¿SABÍAS QUE?

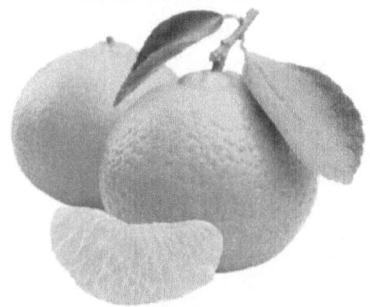

El olor de una naranja puede aliviar el estrés. Oler una naranja o comerla puede reducir el estrés en más de un 70%. Comer naranjas nos da un sistema inmunológico saludable, previene daños en la piel, mantiene la presión arterial bajo control, reduce el colesterol, controla el nivel de azúcar en la sangre.

¿SABÍAS QUE?

El ejercicio mejora la salud mental.

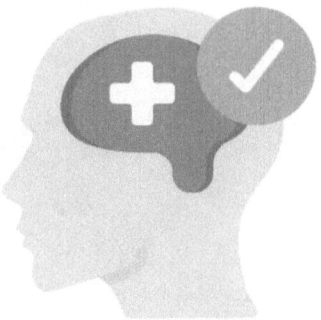

El ejercicio libera endorfinas que te hacen más feliz y te ayudan a aliviar el estrés. Promueve todo tipo de cambios en el cerebro, como el crecimiento neuronal, la reducción de la inflamación y nuevos patrones de actividad que promueven la sensación de calma y bienestar.

¿SABÍAS QUE?

Comer avena proporciona un impulso de serotonina para calmar el cerebro y mejorar el estado de ánimo..

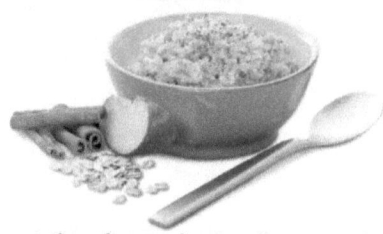

Las investigaciones demuestran que tu dieta puede tener un efecto directo en tu estado de ánimo. Comer comida basura puede provocar depresión. Sin embargo, la avena puede combatir la depresión y mejorar tu estado de ánimo. Contiene carbohidratos saludables, que estimulan la producción de serotonina. Tiene un efecto directo sobre el apetito, el control de los impulsos, el sueño y la elevación del estado de ánimo.

¿SABÍAS QUE?

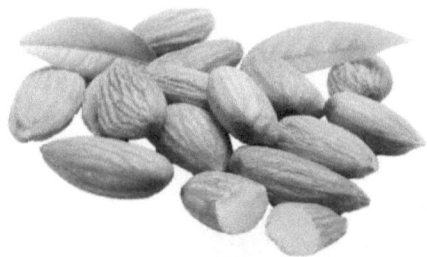

Comer 4 almendras al día ayuda a reducir el colesterol, mejora la calidad del cabello, previene las enfermedades del corazón, ayuda a combatir las arrugas, ayuda a perder peso y mejora las funciones cerebrales teal wellness official Las almendras contienen vitaminas, minerales, proteínas y fibra. Sólo un puñado de almendras de aproximadamente 1 onza contiene una octava parte de las necesidades diarias de proteínas de una persona.

¿SABÍAS QUE?

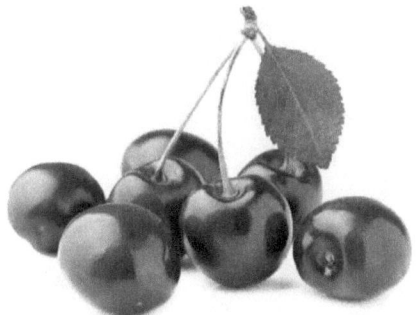

Las cerezas son los alimentos más alcalinos que ayudan a neutralizar la acidez del cuerpo. Las cerezas también contienen nutrientes que matan las células cancerosas. Coma 2-3 cerezas todos los días.
Las cerezas pueden equilibrar los niveles de Ph de nuestro cuerpo neutralizándolo y previniendo problemas estomacales como la acidez o la indigestión.

¿SABÍAS QUE?

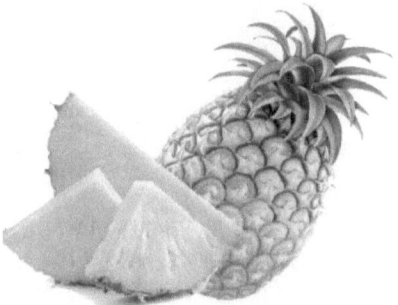

Los estudios han descubierto que el consumo de piña puede mejorar la memoria. La enzima "bromelina" de la piña puede desempeñar un papel clave en la promoción de las funciones cerebrales. Se sabe que la bromelina estimula el flujo de sangre al cerebro y hace que uno esté más alerta. La vitamina B1 y el manganesio se encuentran de forma natural en esta fruta.

¿SABÍAS QUE?

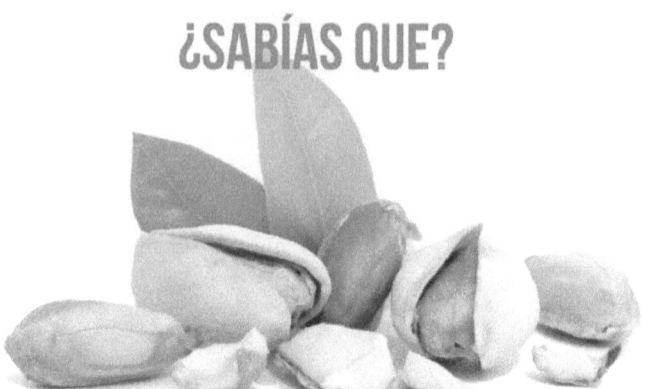

Comer sólo 2 pistachos antes de acostarse puede ayudar a conciliar el sueño, ya que son el alimento más rico en melatonina jamás registrado. Comer un puñado entero de pistachos es como una alta dosis de suplemento de melatonina. Los pistachos contienen melatonina que ayuda a regular el reloj biológico interno del cuerpo y a controlar los ciclos de sueño diarios.

¿SABÍAS QUE?

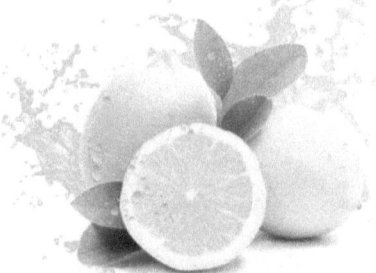

Los limones son los únicos alimentos que son compatibles con los fluidos digestivos de nuestro cuerpo. Esto significa que tomar regularmente limón, o zumo de limón, puede aumentar en gran medida la cantidad de nutrientes y aminoácidos que nuestro cuerpo puede ingerir. Beber agua con limón puede ayudar a reducir el riesgo de estreñimiento.
El limón es un alimento muy ácido, por lo que puede contribuir a problemas como los calambres de estómago o las úlceras.

¿SABÍAS QUE?

El aceite de oliva virgen extra **es la grasa más saludable del del planeta.**

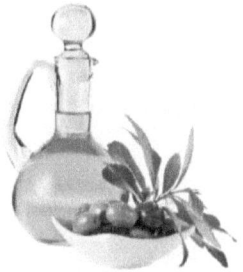

Este aceite también está repleto de grasas monoinsaturadas que puede ayudar a reducir el colesterol y controlar los niveles de insulina. Pero no todos los aceites de oliva son iguales. Asegúrese de buscar las variedades extra vírgenes virgen extra, que se prensan en frío y no se no se diluyen con otros tipos de aceite. El aceite de oliva de oliva virgen extra también es beneficioso para la salud del corazón.

¿SABÍAS QUE?

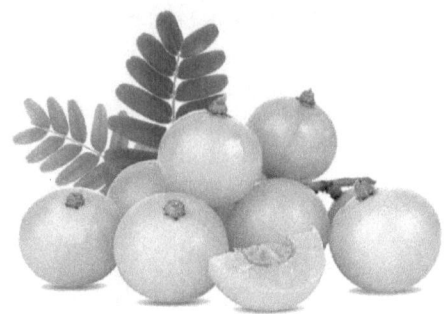

El amla ayuda a la resistencia a la insulina y equilibra los niveles altos de azúcar en sangre. Elimina las toxinas del cuerpo y sanea el metabolismo celular, por lo que es ideal para los diabéticos. Evite los caramelos de amla, ya que el azúcar anula sus propiedades.

¿SABÍAS QUE?

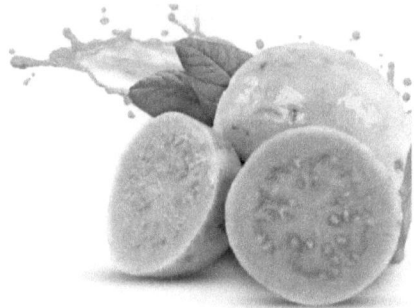

Una guayaba al día aleja las arrugas. Las guayabas son ricas en vitamina A, vitamina C y antioxidantes como el caroteno y el licopeno, que ayudan a proteger la piel de las arrugas. De ahí que también se utilice en algunos productos de lujo para el cuidado de la piel.

¿SABÍAS QUE?

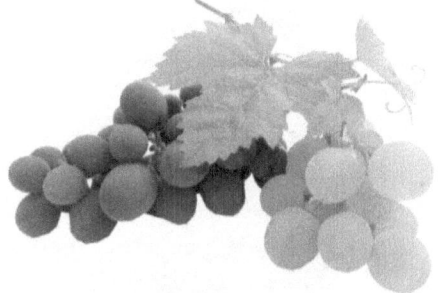

Comer uvas mejora la capacidad del cerebro para procesar nueva información y, por tanto, aumenta la inteligencia. Desde la reducción del estrés oxidativo en el cerebro hasta el fomento de un flujo sanguíneo saludable en el cerebro, pasando por la ayuda para mantener los niveles de una sustancia química cerebral clave que favorece la memoria, hasta el ejercicio de efectos antiinflamatorios. Funciona de múltiples maneras.

¿SABÍAS QUE?

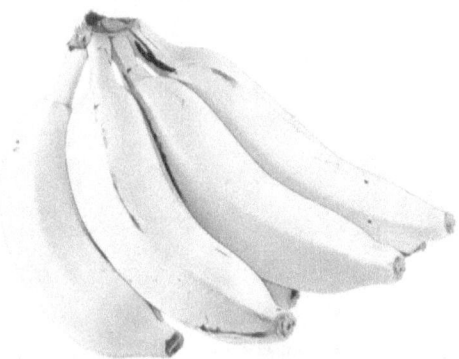

Tomar 2 plátanos te proporciona energía suficiente para un entrenamiento de 90 minutos y los antioxidantes y el potasio presentes en el plátano te ayudan a prevenir los calambres.

¿SABÍAS QUE?

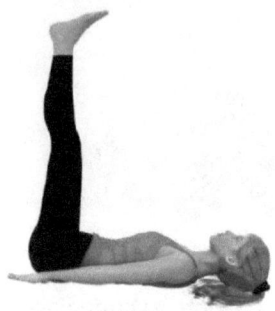

Hacer esta postura durante 5 minutos al día es una postura poderosa y reparadora que ayuda a enviar el flujo sanguíneo a tu núcleo, alivia el estrés, calma los nervios, alivia los tobillos hinchados, alivia los dolores de cabeza y mejora la digestión. La postura ayuda a revertir las acciones típicas que ocurren en la parte inferior de nuestro cuerpo cuando estamos sentados y de pie todo el día.

¿SABÍAS QUE?

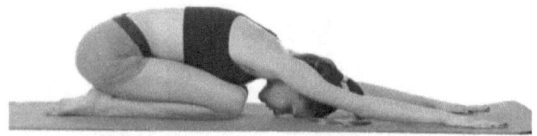

POSTURA DEL NIÑO PARA ALIVIAR EL ESTRÉS AL INSTANTE

Siempre que te sientas estresado, haz la postura del niño. Aliviará el estrés y la ansiedad al instante.

¿SABÍAS QUE?
PLANCHA INVERSA UNOS MINUTOS

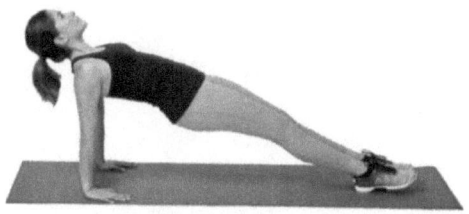

APORTA GRANDES BENEFICIOS. NO SÓLO FORTALECE EL NÚCLEO, LA ZONA LUMBAR Y LOS BRAZOS. TAMBIÉN TRABAJA LOS HOMBROS, LOS ISQUIOTIBIALES Y LOS GLÚTEOS.

AL MISMO TIEMPO QUE ESTIRA EL PECHO Y LOS HOMBROS, TAMBIÉN MEJORA LA SALUD DE LA COLUMNA VERTEBRAL, LA POSTURA Y MEJORA EL ESTADO DE ÁNIMO.

Parte IV. Consolidación de las buenas prácticas nutricionales

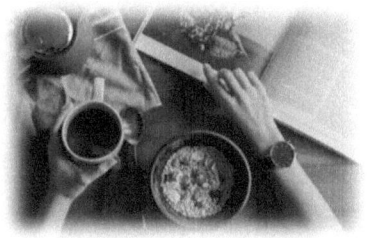

Consolidar las prácticas nutricionales adecuadas es básico y fundamental para mejorar la salud estética, física y mental en general. Crear el hábito o la costumbre de comer sano es simple, a través del ingenio en las recetas, la perseverancia y la motivación para alcanzar los objetivos.

5 FORMAS EFECTIVAS DE PERDER GRASA DEL VIENTRE

1. Disminuye la hinchazón
   Manténgase hidratado

2. Omitir los refrescos
   El gas puede 'hinchar' tu estómago

3. Comer más despacio
   Masticar bien los alimentos acelera la digestión

4. Minimizar la fibra
   Puede minimizar la hinchazón a corto plazo

5. Evitar los irritantes
   2 irritantes comunes son la lactosa y el gluten

10 BENEFICIOS PARA LA SALUD DEL CALABACÍN

1. Lleno de vitamina C
2. Previene enfermedades
3. Gran contenido en proteínas
4. Bueno para el sistema nervioso
5. Bueno para la pérdida de peso
6. Alto contenido en fibra
7. Bueno para los ojos
8. Bajo en calorías
9. Antioxidante
10. Hidratante

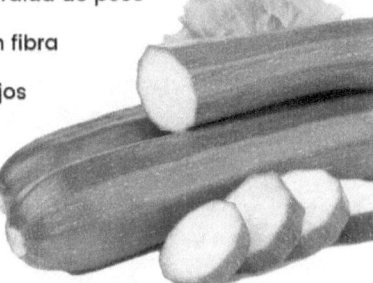

6 NUTRIENTES QUE LAS MUJERES NECESITAN MÁS

VITAMINA B6
Regula el estado de ánimo y el sueño

VITAMINA B12
Combate la fatiga + Mejora el estado de alerta

FOLATO
Previene los defectos cerebrales y de la columna vertebral en las primeras semanas de embarazo + disminuye el riesgo de cáncer de colon y de mama

VITAMINA D3
Fortalece los huesos, los dientes y los músculos + protege contra las enfermedades autoinmunes y el cáncer de mama y de ovarios

CALCIO
Reduce los síntomas del síndrome premenstrual y mantiene la presión arterial

HIERRO
Funcionamiento correcto del cerebro + aumenta los niveles de energía + previene la anemia

CONOZCA LOS 6 ALIMENTOS DE PODER

GANAR ENERGÍA

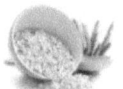
Avena
Proporciona fuerza de resistencia para que no te estrelles entre la 10ª y la 11ª vueltas

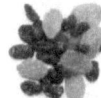
Pasas
Toma un puñado durante los entrenamientos largos para obtener un impulso de energía natural

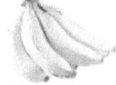
Plátanos
Tan eficaz como las bebidas deportivas para mantener el equilibrio de los electrolitos

ALIVIA EL DOLOR

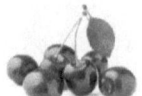
Cerezas
Neutralizan los radicales libres para que puedas recuperarte más rápido

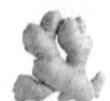
Jengibre
Combate las náuseas y puede reducir el dolor muscular en un 20% aproximadamente

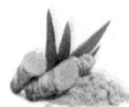
Cúrcuma
La especia que hace que el curry sea amarillo actúa como el ibuprofeno contra el dolor de las articulaciones

ALIMENTOS QUE AYUDAN A QUEMAR GRASA

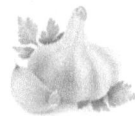

Ajo
contiene el compuesto alicina que ayuda a reducir la grasa y el colesterol

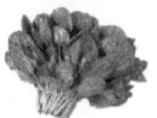

Espinacas
Ricas en ácido fólico, hierro, vitamina C, calcio y un montón de otros nutrientes. Las espinacas aportan la nutrición que tu cuerpo necesita sin apenas aportar calorías

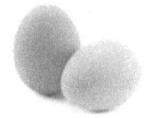

Huevo
El huevo te ayuda a empezar el día con una explosión de energía porque está cargado de proteínas, vitaminas y minerales.

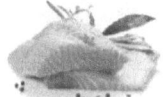

Salmón
El salmón mantiene estables los niveles de azúcar en sangre y los ácidos grasos Omega 3 son excelentes para reducir el colesterol

10 CONSEJOS PARA UNA ALIMENTACIÓN SANA

1. ¡Fibra, fibra, fibra!
2. Pescado
3. Mucha agua
4. Ensaladas antes de las comidas
5. Limitar el azúcar
6. Control de las porciones
7. Cocinar más, comer menos fuera
8. Frutas y verduras
9. Merienda sana, y a menudo
10. Eliminar las grasas "malas

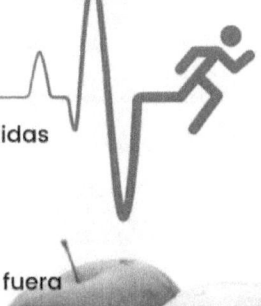

LA CIENCIA DE SENTIRSE FELIZ

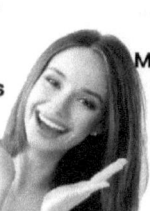

Dopamina
LA SUSTANCIA QUÍMICA DE LA RECOMPENSA
Se libera durante situaciones placenteras

Serotonina
ESTABILIZADOR DEL ESTADO DE ÁNIMO
Más sensible a la dieta que cualquier otro neurotransmisor

Oxitocina
LA HORMONA DEL AMOR
Se libera durante las relaciones sexuales, la lactancia o el parto

Endorfinas
FUNCIONA COMO DOLOR
Se libera después del ejercicio

5 ALIMENTOS PARA REDUCIR EL COLESTEROL

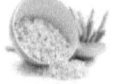
Avena
Con 1-2 gramos de fibra soluble, la adición de avena a su dieta es una gran manera de ayudar a su corazón

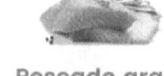
Pescado graso
Coma pescado 2-3 veces por semana para obtener su ración de ácidos grasos omega 3

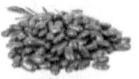
Frijoles
Ricas en fibra soluble, las judías te mantienen saciado durante un tiempo después de comer

Nueces
Las nueces y otros frutos secos son excelentes para la salud del corazón

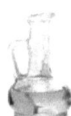
Aceites vegetales
La fibra soluble que puede reducir la cantidad de colesterol en nuestro torrente sanguíneo

5 ALIMENTOS QUE PUEDES TOMAR EN AYUNO

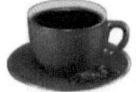
Café negro
Deben consumirse sin azúcares añadidos, leche o nata

Agua
Puedes tener agua si quieres

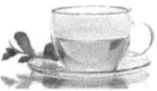
Té verde
Estos deben ser consumir sin azúcares añadidos, leche o nata

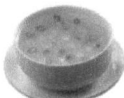
Vegetales sopa de caldo
Esta rica fuente de nutrientes puede ayudar a reponer los electrolitos

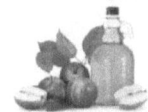
Vinagre de sidra de manzana diluido
Puedes beber 1-2 cucharaditas (5-10 ml) de vinagre de sidra de manzana mezclado en agua

7 FORMAS NATURALES DE CALMAR LA ANSIEDAD

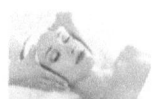
Recibir un masaje

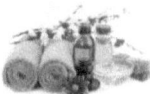
Aromaterapia

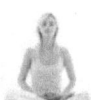
Meditación

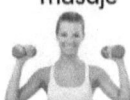
Ejercicio

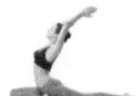
Yoga

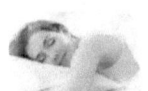
Dormir

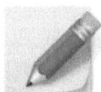
Establecer prioridades

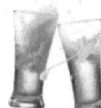
Limitar el alcohol

6 ALIMENTOS PARA TOMAR ANTES DE DORMIR

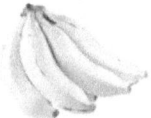 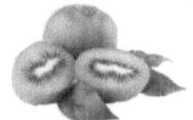 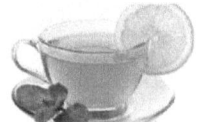

Plátano — Kiwi — Té de limón

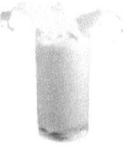 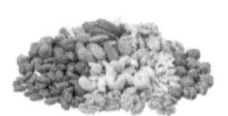 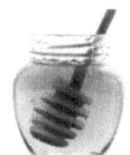

Leche caliente — Nueces — Miel

9 ALIMENTOS PARA AUMENTAR SU METABOLISMO

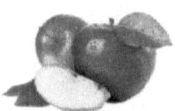 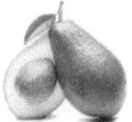 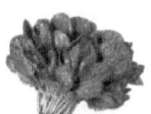

Manzanas — Aguacate — Espinacas

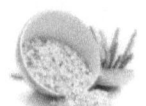 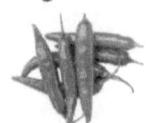 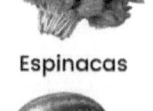

Avena — Guindilla roja — Sandía

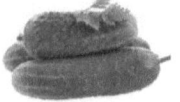 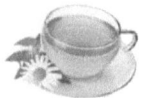 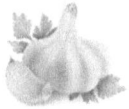

Pepino — Té verde — Ajo

9 ALIMENTOS RICOS EN PROTEÍNAS Y BAJOS EN CALORÍAS

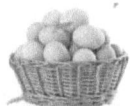 Huevos

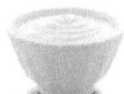 Yogur griego

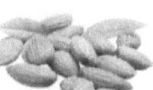 Almendra

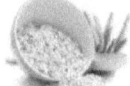 Avena

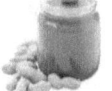 Mantequilla de cacahuete

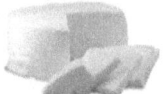 Requesón

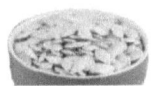 Semillas de calabaza

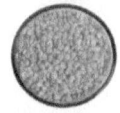 Lentejas

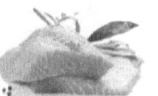 Salmón

9 ALIMENTOS CON ALTO CONTENIDO EN FIBRA

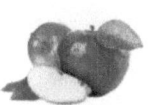 Manzana

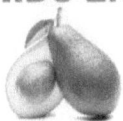 Aguacate

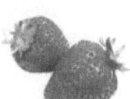 Fresa

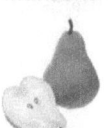 Peras

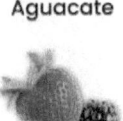 Frambuesa

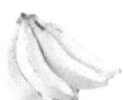 Plátano

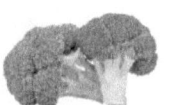 Brócoli

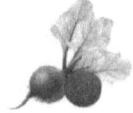 Remolacha

9 HÁBITOS MATUTINOS PARA VIVIR

Levantarse temprano

Bebe suficiente agua

Anotar las cosas

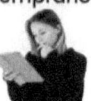
Leer

Meditación

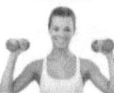
Ejercicio

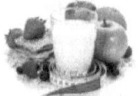
Desayuna de forma saludable

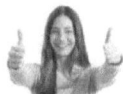
Expresar la gratitud

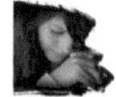
Di tus afirmaciones

9 PRINCIPALES FUENTES DE FUENTES DE PROTEÍNAS VEGETARIANAS

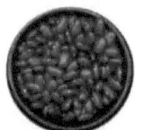
Frijoles

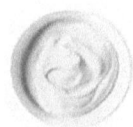
Yogur griego

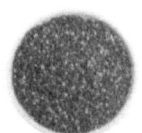
Semillas de chía

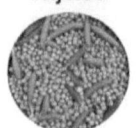
Guisantes verdes

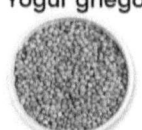
Semillas de cáñamo

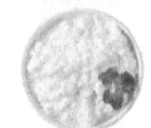
Requesón

Quinoa

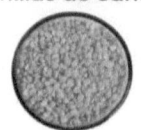
Lentejas

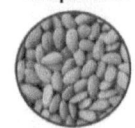
Almendras

TRABAJAR
DURANTE EL AYUNO INTERMITENTE

❌ Fase de ayuno	✅ Ventana para comer
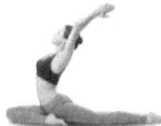	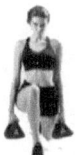

- Entrenamientos de baja intensidad (yoga, cardio ligero, etc.)
- Quema más grasa
- Aumenta el metabolismo
- Debe hacer ejercicio a primera hora del día, para que coincida con el ritmo circadiano natural del cuerpo.

- Entrenamientos de alta intensidad (HIIT, crossfit, etc.)
- Mejora el rendimiento
- Aumenta la resistencia
- Entrenar en cualquier momento durante la ventana de alimentación

¿ESTÁ BIEN NO DESAYUNAR SALTARSE EL DESAYUNO?

 No, si:

- Tienes hambre
- Es su comida favorita
- Te ayuda a controlar tu apetito como el hambre

 Sí, si:

- No te gusta comer por la por la mañana o no tienes hambre.
- Saltarse el desayuno es su forma de estar en un déficit de calorías para perder peso
- Estás en ayunas y vas a comerá más tarde.

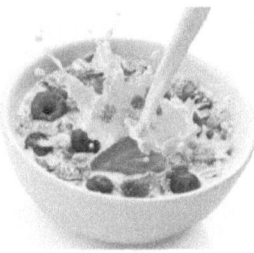
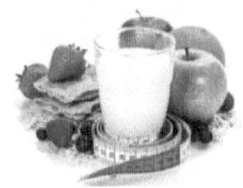

SALTO DE EJERCICIOS
CUANDO SE ESTÁ ENFERMO

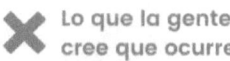 Lo que la gente cree que ocurre

 Lo que realmente ocurre

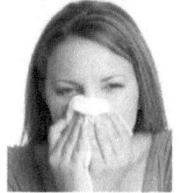

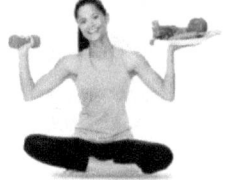

- Todo tu progreso se pierde
- Tus músculos se convierten en grasa
- Tienes que volver a empezar desde el principio

- No perderás músculo
- Volverás más descansado
- Progresarás más rápido porque estás sano

ARROZ BLANCO FRENTE A ARROZ INTEGRAL

Arroz blanco
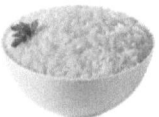

Arroz integral
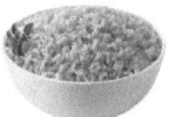

- Roti de trigo: 130 calorías
- Prácticamente sin valor nutricional
- Mayor índice glucémico
- Puede aumentar el riesgo de diabetes de tipo 2
- Fácil de digerir

- Jowar roti: 111 calorías Más alto en fibra, vitaminas y minerales
- Menor índice glucémico, previene los picos de azúcar en sangre
- Ayuda a reducir los niveles de azúcar en sangre y el riesgo de diabetes de tipo 2
- Difícil de digerir

FRIJOLES - BENEFICIOS

1. Cargado de fibra.
2. Ayuda a la digestión.
3. Refuerza el sistema inmunitario.
4. Mejora la circulación sanguínea.
5. Rico en ácido graso Omega-3.
6. Ayuda a controlar el peso.
7. Alivia el herpes labial.
8. Fortalece el cabello.

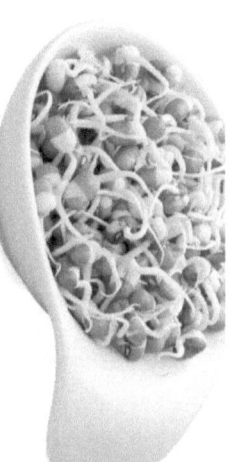

6 BENEFICIOS PROBADOS DEL EL CHOCOLATE NEGRO

1. Rico en fibra, hierro, magnesio, cobre y manganeso
2. Potente fuente de antioxidantes
3. Puede mejorar el flujo sanguíneo y reducir la presión arterial
4. Puede reducir el riesgo de enfermedades cardíacas
5. Mejora el flujo sanguíneo de la piel y la protege de los daños del sol
6. Podría mejorar la función función del cerebro

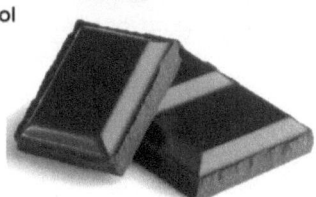

¿QUÉ ES UN DÉFICIT CALÓRICO?

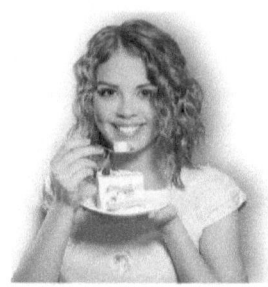

Un déficit de calorías se produce cuando usted constantemente
proporciona a su cuerpo menos calorías
de las que necesita para soportar el gasto
gasto calórico.

COMBINACIONES CON ALTO CONTENIDO EN FIBRA

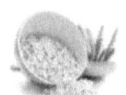 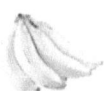 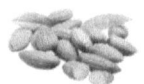

Avena con plátano y almendras

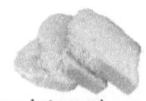 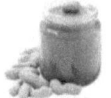 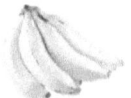

Trigo integral con mantequilla de cacahuete y rodaja de plátano

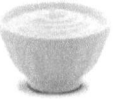 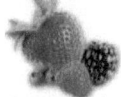 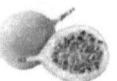

Yogur natural con bayas y fruta de la pasión

 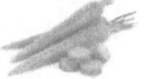

Palito de apio y zanahoria con hummus

6 TIPOS DE TÉ Y SUS BENEFICIOS PARA LA SALUD

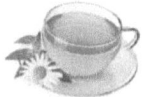

Té de manzanilla
Beneficioso para el sueño, el dolor de cabeza, la ansiedad y la hinchazón

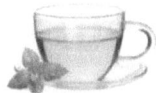

Té verde
Trata la hinchazón, el acné, las alergias y favorece la pérdida de peso

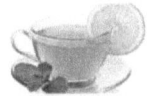

Té de menta
Remedio para la hinchazón, las náuseas, el síndrome premenstrual y el mal aliento

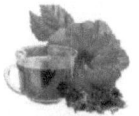

Té de hibisco
Lo mejor para la presión arterial alta, las enfermedades respiratorias

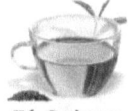

Té Oolong
Favorece la pérdida de peso y aumenta el metabolismo

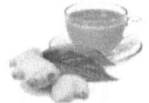

Té de jengibre
Mejora la inmunidad, combate la inflamación y el resfriado

6 ALIMENTOS QUE HAY QUE EVITAR ANTES DE ACOSTARSE

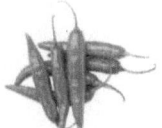

Comida picante

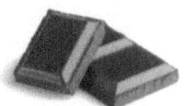

Chocolate

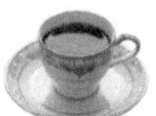

Café

Queso

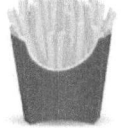

Alimentos grasos

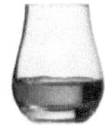

Alcohol

CÓMO SABER SI ESTÁS COMIENDO POCO

Busca estas señales

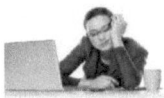 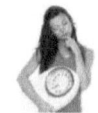 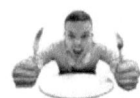

Siempre cansado y bajos niveles de energía | La pérdida de grasa se ha estancado | Constantemente hambre

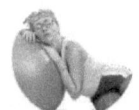 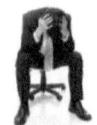 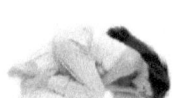

Imposibilidad de entrenar durante mucho tiempo | Estresado e irritado | Tienes problemas para dormir

DESHIDRATACIÓN

El cuerpo humano se compone de~ 70% de agua

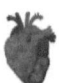 Sangre 85%   Cerebro 75%

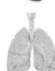 Pulmones 90%   Huesos 24%

 Piel 80%   Músculo 75%

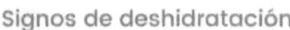

Signos de deshidratación

 Confusión   Orina oscura

 Labios secos   Sed

 Dolor de cabeza   Baja energía

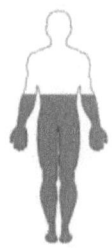

5 BENEFICIOS SALUDABLES DE LA DIETA KETO

1. Reduce el apetito y la ingesta de calorías
2. Reduce el riesgo de enfermedades del corazón
3. Aumenta los niveles de colesterol "bueno" HDL
4. Reduce los niveles de azúcar e insulina en sangre
5. Terapéutica para varios trastornos cerebrales

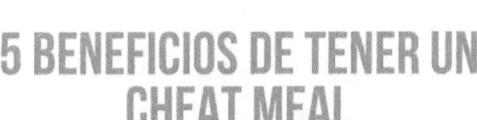

5 BENEFICIOS DE TENER UN CHEAT MEAL

1. Las Cheat meals pueden regular tus hormonas
2. Nos da un descanso mental
3. Puede aumentar su metabolismo
4. Favorece la formación de músculos
5. Nos motiva.

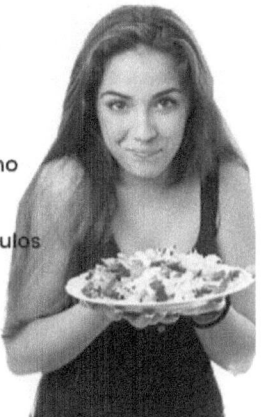

5 SÚPER NUTRIENTES PARA ELIMINAR EL ACNÉ

1. **Ácidos grasos Omega 3**
   Regula la producción de grasa en la piel

2. **Zinc**
   Evita que los poros se
   se obstruyan y elimina el acné

3. **Carbohidratos complejos**
   Reduce la inflamación y
   trata el acné

4. **Vitamina E**
   Promueve la salud de la piel &
   reduce los daños de los rayos UV en la piel

5. **Ácido fólico**
   Promueve la salud de la piel al
   combatiendo el daño de los
   radicales libres

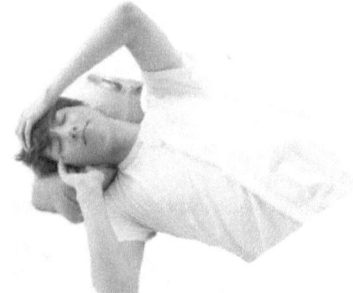

¿SUEÑO PROBLEMÁTICO? AQUÍ ESTÁ EL PORQUÉ

- ✓ Obesidad
- ✓ Falta de actividad actividad física
- ✓ Medicación
- ✓ Falta de buena alimentación
- ✓ Patrones de sueño irregulares
- ✓ Exceso de alcohol y cafeína

5 MANERAS DE DESARROLLAR UNA MENTALIDAD POSITIVA

1. **Está bien no estar bien**
   Intenta recordar que todo el mundo tiene sus propios problemas

2. **Sé proactivo**
   Hazte cargo de tu salud mental y mental y física

3. **Mantén la esperanza**
   Recuérdate a ti mismo y a todos que te rodean. Podemos hacerlo.

4. **Déjate llevar**
   Acepta que no puedes controlar todo y siéntete cómodo sintiéndote incómodo

5. **Mantén la mente abierta**
   Prepárate para adaptarte y evolucionar con la situación. El cambio está bien.

5 MANERAS DE MANEJAR PENSAMIENTOS NEGATIVOS

1. **Sé consciente de tus pensamientos**
   Intenta conscientemente dejar de tener un pensamiento negativo

2. **Manténgase ocupado**
   Mantenga sus manos y su mente ocupadas realizando tareas

3. **Evite los desencadenantes**
   Minimice el contacto con personas negativas

4. **Descansa**
   La falta de sueño puede afectar afectar a su estado de ánimo

5. **Escuchar música**
   Escuchar tu música favorita durante 25 minutos cada día puede provocar un gran cambio de humor

HÁBITOS QUE ESTÁN ALIMENTANDO TU ANSIEDAD

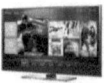
Demasiada televisión
El exceso de televisión puede distraerle temporalmente de sus problemas, pero ignorarlos sólo le conducirá a una mayor ansiedad en el futuro.

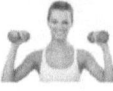
Saltarse los entrenamientos
Si te saltas tu salud física, tu salud mental también pasará factura.

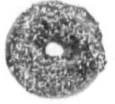
Demasiado azúcar/carbohidratos
Comer azúcar o carbohidratos refinados puede provocar picos de azúcar y energía en la sangre, lo que puede causar caídas y bajones en tu estado de ánimo.

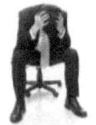
Autoconversión negativa
Si subestimas tus capacidades, te sentirás más ansioso por todo porque creerás que no serás capaz de manejar nada malo que se te presente.

8 ALIMENTOS PARA ALIVIAR ANSIEDAD

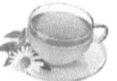
Manzanilla

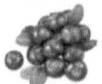
Arándanos

Aguacate

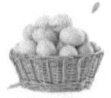
Huevos

Leche

Chocolate negro

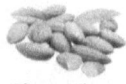
Almendras

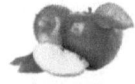
Manzana

7 SÍNTOMAS COMUNES DE ESTRÉS

1. **Se irrita con facilidad** y es rápido en el trato.
2. **Le cuesta sentirse** motivado para hacer las tareas diarias
3. **Usted está experimentando** dolor de cabeza, dolores en el cuerpo
4. **Te** sientes agotado **todo el tiempo y tienes problemas para dormir**
5. **Usted experimenta** tensión **en los músculos**
6. **No te esfuerzas en el** aspecto físico o en el cuidado de ti mismo
7. **Sientes que trabajas duro todo el tiempo, pero** apenas progresas.

LO QUE LA GENTE CREE QUE ES LA DEPRESIÓN

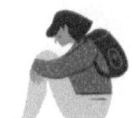

- Ser perezoso
- Sensación de tristeza

QUÉ ES REALMENTE LA DEPRESIÓN

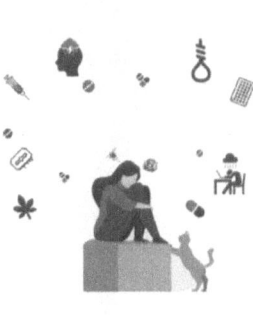

- Pérdida de interés en las actividades diarias
- Apetito o cambios de peso
- Dolores inexplicables
- Sensación de impotencia o desesperanza
- Enfado o irritabilidad

- Cambios en el sueño
- Pérdida de energía
- Autodesprecio
- Problemas de concentración
- Comportamiento imprudente

7 COSAS QUE NO SE DEBEN DECIR A UNA PERSONA CON DEPRESIÓN

1. Sólo sal de ahí, todo está en tu mente.
2. Alégrate, sé positivo
3. Deja de compadecerte de ti mismo
4. De acuerdo, pero mucha gente lo tiene peor que tú.
5. Deja de pensar en
6. Tus problemas no son tan graves
7. Vale, pero no pareces/ suenas deprimido

SÓLO CAMINAR 30 MINUTOS POR LA MAÑANA TEMPRANO

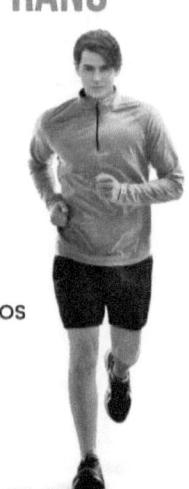

1. MEJORA LA SALUD DEL CORAZÓN
2. AYUDA A PERDER PESO
3. REGULA LA PRESIÓN ARTERIAL
4. MEJORA LA CIRCULACIÓN
5. REDUCE EL RIESGO DE DIABETES
6. FORTALECE LOS HUESOS Y LOS MÚSCULOS
7. REDUCE EL ESTRÉS
8. ELEVA EL ESTADO DE ÁNIMO
9. MEJORA LA MEMORIA

AGUA FRÍA FRENTE A AGUA CALIENTE

 Previene los resfriados

 Tensa la piel

 Reduce la tensión mental

 Estimula el sistema inmunológico

 Acelera el metabolismo

 Reduce el cansancio

 Reduce el dolor de cabeza

 Relaja los músculos

 Alivia la congestión nasal

 Abre los poros y limpia la piel

Parte V. Desafíos Fitness y de Nutrición

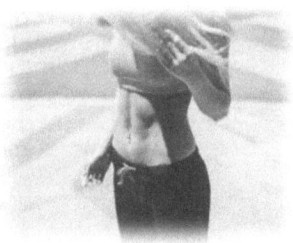

Los desafíos de entrenamiento y nutrición son series de ejercicios rápidas, seguras, simples y confiables que te ayudan a crear el hábito de comer sano y practicar ejercicio, al mismo tiempo te motivan a continuar en el estilo fitness al mostrarte resultados en un corto período.

ÉXITO EN EL FITNESS

1. Entrenar duro a menudo
2. Comer bien el 80% del tiempo
3. Dormir 7-9 horas de calidad de calidad
4. Mantenga unas expectativas realistas
5. No se castigue a sí mismo
6. Edúquese
7. Sea paciente

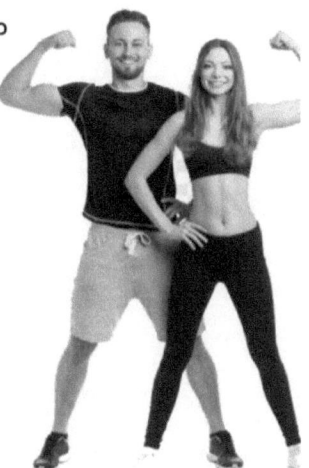

¡TE RETAMOS!

Reto de 30 días de sentadillas

Día 1 : 50
Día 2 : 55
Día 3 : 60
Día 4 : Des
Día 5 : 70
Día 6 : 75
Día 7 : 80
Día 8 : Des
Día 9 : 100
Día 10 : 105
Día 11 : 110
Día 12 : Des
Día 13 : 130
Día 14 : 135
Día 15 : 140
Día 16 : Des
Día 17 : 150
Día 18 : 155
Día 19 : 160
Día 20 : Des
Día 21 : 180
Día 22 : 185
Día 23 : 190
Día 24 : Des
Día 25 : 220
Día 26 : 225
Día 27 : 230
Día 28 : Rest
Día 29 : 240
Día 30 : 250

Reto de flexiones para principiantes

Día 1 : 5
Día 2 : 5
Día 3 : 6
Día 4 : 6
Día 5 : 7
Día 6 : 7
Día 7 : 10
Día 8 : 10
Día 9 : 10
Día 10 : 15
Día 11 : 15
Día 12 : 15
Día 13 : Des
Día 14 : 18
Día 15 : 18
Día 16 : 20
Día 17 : 20
Día 18 : 20
Día 19 : 25
Día 20 : 25
Día 21 : 30
Día 22 : Des
Día 23 : 30
Día 24 : 35
Día 25 : 35
Día 26 : 40
Día 27 : 40
Día 28 : 45
Día 29 : 45
Día 30 : 50

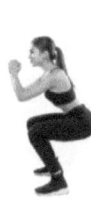
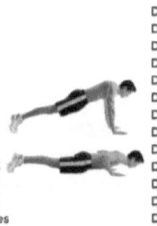

Reto de 30 días de planchas

Día 1 : 20 sec
Día 2 : 20 sec
Día 3 : 30 sec
Día 4 : 20 sec
Día 5 : 40 sec
Día 6 : Des
Día 7 : 45 sec
Día 8 : 45 sec
Día 9 : 1 min
Día 10 : 1 min
Día 11 : 1 min
Día 12 : 1.5 min
Día 13 : Des
Día 14 : 1.5 min
Día 15 : 1.5 min
Día 16 : 2 min
Día 17 : 2 min
Día 18 : 2.5 min
Día 19 : Des
Día 20 : 2.5 min
Día 21 : 2.5 min
Día 22 : 3 min
Día 23 : 3 min
Día 24 : 3.5 min
Día 25 : 3.5 min
Día 26 : Des
Día 27 : 4 min
Día 28 : 4 min
Día 29 : 4.5 min
Día 30 : 5 min

Reto de 30 días de ABS

Día 1 : 25
Día 2 : 30
Día 3 : 35
Día 4 : Des
Día 5 : 40
Día 6 : 45
Día 7 : 50
Día 8 : Des
Día 9 : 60
Día 10 : 65
Día 11 : 70
Día 12 : Des
Día 13 : 80
Día 14 : 90
Día 15 : 95
Día 16 : Des
Día 17 : 100
Día 18 : 105
Día 19 : 110
Día 20 : Des
Día 21 : 115
Día 22 : 120
Día 23 : 125
Día 24 : Des
Día 25 : 130
Día 26 : 135
Día 27 : 140
Día 28 : Des
Día 29 : 145
Día 30 : 150

RETO DE 30 DÍAS DE CONSISTENCIA

⭐ Dormir **7 horas al día**

⭐ Hacer ejercicio **3 veces a la semana**

⭐ Caminar **10.000 pasos al día**

⭐ Beba **2 litros de agua al día**

⭐ Evite los alimentos procesados **el 80% del tiempo**

¿Te apuntas, SÍ o NO?

RETO DE 30 DÍAS DE DIETA

⭐ No al **pastel**

⭐ No a los **refrescos**

⭐ No a las **patatas fritas**

⭐ No a los **caramelos**

⭐ No al **alcohol**

⭐ No a la **comida rápida**

⭐ No al **chocolate**

⭐ No a los **helados**

⭐ No al **pan blanco**

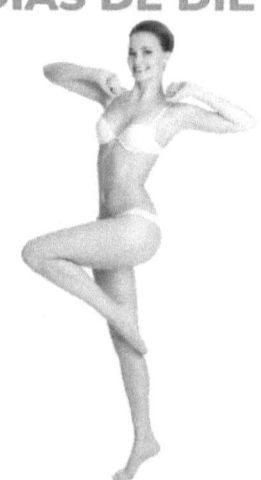

Beber 3L de agua al día

Comer al menos 1 fruta o verdura por comida

CICLO DE CARBOHIDRATOS

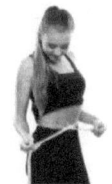
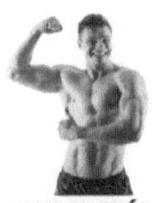

Para perder grasa

Día 1 : Bajo en carbohidratos
Día 2 : Bajo en carbohidratos
Día 3 : Bajo en carbohidratos
Día 4 : Alta en carbohidratos
Día 5 : Bajo en carbohidratos
Día 6 : Bajo en carbohidratos
Día 7 : Alta en carbohidratos

Día bajo en carbohidratos:
25% de déficit calórico
20% de las calorías de los carbohidratos

Día de alto contenido en carbohidratos
10% del déficit calórico
50% de las calorías de los carbohidratos

Mantener las proteínas a
1g/lb de peso corporal

Para ganar músculo

Día 1 : Alta en carbohidratos
Día 2 : Bajo en carbohidratos
Día 3 : Alta en carbohidratos
Día 4 : Bajo en carbohidratos
Día 5 : Alta en carbohidratos
Día 6 : Bajo en carbohidratos
Día 7 : Alta en carbohidratos

Día bajo en carbohidratos:
10% de excedente calórico
25% de las calorías de los carbohidratos

Día de alto contenido en carbohidratos
10% del excedente de calorías
50% de las calorías de los carbohidratos

Mantener las proteínas a
1g/lb de peso corporal

RETO DE **ENTRENAMIENTO**

DELETREA TU NOMBRE PARA HACER TU ENTRENAMIENTO

A - 10 burpees
B - 1 minuto de plancha
C - 20 rodillas altas
D - 10 escaladores de montaña
E - 15 estocadas
F - 20 abdominales
G - 30 segundos de plancha de piernas
H - 20 escaladores de montaña
I - 15 sentadillas
J - 10 saltos de tríceps
K - 20 flexiones
L - 1 minuto de sentada en la pared
M - 15 sentadillas
N - 20 burpees
O - 15 flexiones
P - 10 sentadillas con salto
Q - 30 segundos de planchas laterales
R - 45 segundos de sentadilla en la pared
S - 15 sentadillas sumo
T - 15 burpees
U - 20 saltos de tijera
V - 15 saltos de tríceps
W - 2 minutos de sentada en la pared
X - 15 abdominales
Y - 20 burpees
Z - 30 rodillas altas

ESCRIBE TU NOMBRE
RETO DE ENTRENAMIENTO

A - 10 burpees
B - 20 flexiones
C - 30 saltos de gato
D - 1 minuto de plancha
E - 20 sentadillas
F - 1 minuto de sentada en la pared
G - 20 burpees
H - 30 flexiones
I - 20 círculos de brazos
J - 30 abdominales
K - 25 sentadillas
L - 30 círculos de brazos
M - 45 segundos de plancha
N - 15 flexiones
O - 2 minutos de sentada en la pared
P - 25 saltos de tijera
Q - 15 burpees
R - 20 sentadillas
S - 30 abdominales
T - 20 círculos con los brazos
U - 1 minuto de plancha
V - 25 sentadillas
W - 20 flexiones
X - 25 segundos de plancha
Y - 30 saltos de tijera
Z - 20 círculos de brazos

Utilice su nombre completo para un entrenamiento avanzado

PERDER GRASA EN
UN MES

RONDA 1:

★ Levantamiento de piernas
★ Abdominales invertidos
★ Descanso
★ Plancha Spiderman
★ Escaladores cruzados
★ Descanso
★ Torsión rusa
★ Tender las piernas
★ Descanso

RONDA 2:

★ Plancha de cadera
★ Plank jacks
★ Descanso
★ Plancha arriba y abajo
★ Mantener la plancha
★ Descanso
★ Abdominales en bicicleta
★ Golpes de talón
★ Descanso
★ Abdominales
★ Abdominales invertidos

45 segundos de ejercicio
15 segundos de descanso

CONSEJOS PARA PERDER PESO
EN SÓLO 12 DÍAS

- Reduzca su consumo de azúcar
- Coma verduras bajas en carbohidratos
- Haga pesas de 2 a 3 veces por semana
- Beba té verde 2 veces al día
- Beba de 8 a 10 vasos de agua al día
- Coma yogur sin grasa y beba leche sin grasa
- Caminar al menos 15 minutos al día
- Tomar café negro o té negro

RETO DEL VASO DE AGUA
PARA PERDER PESO

- Después de **despertarse**
- 30 minutos antes **del desayuno**
- 1 hora después **del desayuno**
- 30 minutos antes **de la comida**
- Una hora después **del almuerzo**
- 30 min antes **de la cena**
- Justo antes **de acostarse**

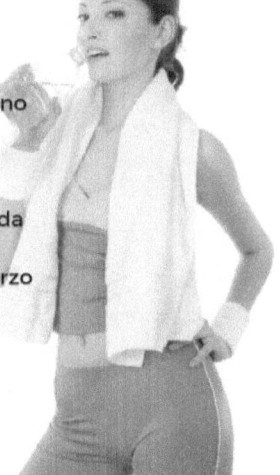

UN MINUTO DE PLANCHA
DIARIO

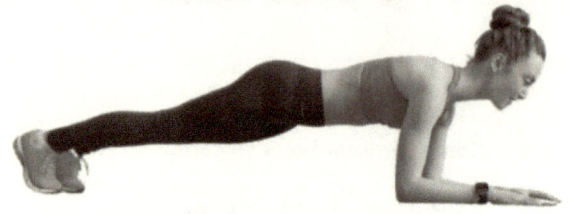

Mejor estado de ánimo
Mejor coordinación
Mejorar la postura
Mejorar su flexibilidad
Ayudar a deshacerse del dolor de espalda
Mejorar su metabolismo
Uno de los mejores ejercicios de corazón

SU PÉRDIDA DE GRASA
CRONOLOGÍA

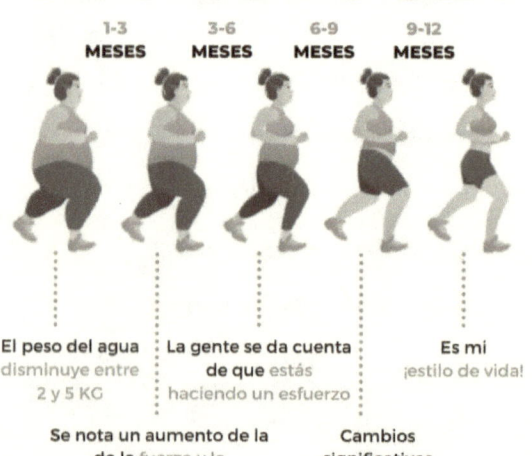

1-3 MESES — El peso del agua disminuye entre 2 y 5 KG

Se nota un aumento de la de la fuerza y la resistencia

3-6 MESES — La gente se da cuenta de que estás haciendo un esfuerzo

6-9 MESES — Cambios significativos en la grasa corporal

9-12 MESES — Es mi ¡estilo de vida!

CIRCUITO DEL MIÉRCOLES
TRABAJO

- 30 segundos de trote
- 30 saltos de tijera
- 30 segundos de sentadillas
- 20 flexiones laterales de pie
- 30 segundos de trote en el lugar
- 15 estocadas
- 30 saltos de tijera
- 30 segundos de sentadillas

Repetir hasta los 20 minutos

LA CAMPANA
TRABAJO

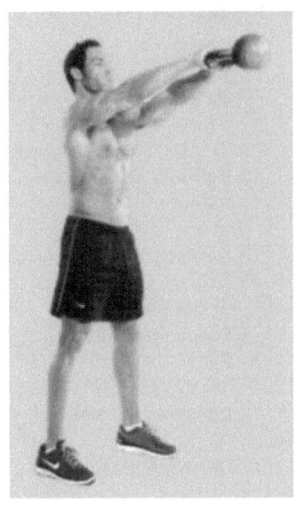

- 20 X de balanceo
- 12 X sobre la cabeza
- 15 X tiros altos
- 10 X figura 8
- 30 X Russian twists
- 15 X sentadillas

QUEMA DE GRASAS
CIRCUITO

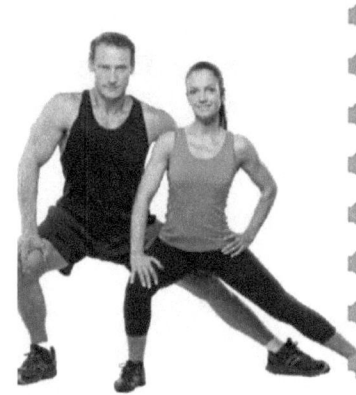

- 👉 Saltos de tijera
- 👉 Sentadillas
- 👉 Flexiones
- 👉 Curl de bíceps
- 👉 Flexiones de tríceps
- 👉 Arremetidas con BD
- 👉 Plancha
- 👉 Columpios con kettlebell
- 👉 Abdominales
- 👉 Escaladores de montaña

ENTRENAMIENTO
EN CASA

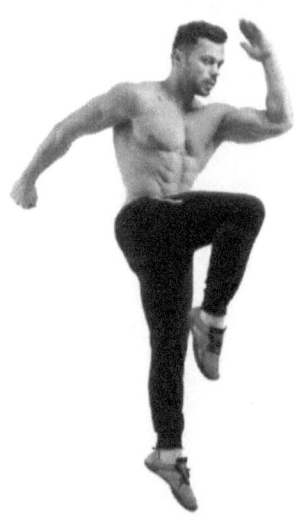

- Flexiones
- Sentadillas con salto
- Giros rusos

- Descansar 30 segundos

- Escaladores de montaña
- Patinaje de velocidad
- Plancha

- Descansar 30 segundos

- Saltos de tijera
- Flexiones de tríceps
- Saltos de tijera

- Descansar 1 minuto

- Repetir 4 series

4 SEMANAS DE PÉRDIDA DE GRASA
DESAFÍO

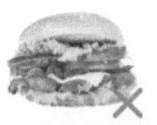 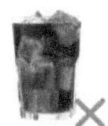 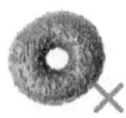 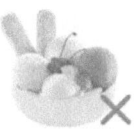

| Ni patatas ni hamburguesas | Sin refrescos ni alcohol | No hay pasteles ni rosquillas | Nada de helados ni dulces |

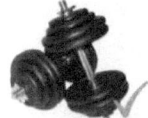 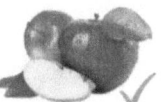 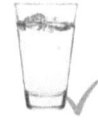 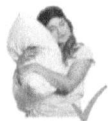

| Entrenamiento 3 veces por semana | 5 raciones de fruta y verdura | Beber 3L de agua al día | Dormir de 6 a 8 horas al día |

RETO DE FITNESS DE 30 DÍAS PARA TODO EL CUERPO

Día 1	Día 2	Día 3	Día 4	Día 5	Día 6	Día 7
5 flexiones 5 supermanes 30 patadas en el trasero 15 planchas	5 step ups 5 estocadas 30 rodillas altas 20 segundos de plancha	7 flexiones de brazos 7 flexiones de tríceps 30 saltos de cuerda 25 segundos de plancha	7 sentadillas 30 saltos de tijera 30 planchas secas 7 reversos embestidas	5 burpees 40 segundos de planchas	Descanso	10 flexiones 10 planchas Golpes en los hombros 35 segundos de plancha
Día 8	**Día 9**	**Día 10**	**Día 11**	**Día 12**	**Día 13**	**Día 14**
10 embestidas laterales 10 patadas de burro 30 saltos en plancha 40 segundos de plancha	12 supermanes 12 saltos de tríceps 10 saltos en estrella 45 segundos de plancha	10 burpees 2:45 seg. de planchas	Descanso	14 sentadillas divididas 14 golpes de pierna 30 sentadillas con salto 55 segundos de plancha	14 flexiones 14 planchas Golpes en los hombros 1:00 min de plancha	14 step ups 14 sentadillas pile 30 sentadillas en la pared 1:05 min plank
Día 15	**Día 16**	**Día 17**	**Día 18**	**Día 19**	**Día 20**	**Día 21**
15 burpees 2:05 min de plancha	Descanso	16 flexiones 16 supermanes 30 saltos de esquí 1:10 min de plancha	16 estocadas 10 patadas de burro 30 patadas 1:15 min de plancha	16 saltos de tríceps 3 minutos de plancha Golpes en los hombros 30 min de escaladores	20 burpees 3:20 minutos de plancha	Descanso
Día 22	**Día 23**	**Día 24**	**Día 25**	**Día 26**	**Día 27**	**Día 28**
18 golpes de pierna 18 sentadillas 30 estocadas 1:25 min de planchas	18 flexiones 18 supermanes 30 sentadillas con salto 1:30 min de plancha	18 escalones 18 estocadas laterales 30 patadas en el trasero 1:35 min de plancha	25 burpees 3:35 min de planchas	Descanso	20 estocadas 20 sentadillas 30 sentadillas con salto Plan de 1:40 min.k	20 flexiones 20 planchas laterales golpes en los hombros 1:40 min de plancha
Día 29	**Día 30**					
20 sentadillas de pila 20 patadas de burro 1:45 min de plancha	30 burpees 4:20 minutos en plancha					

La constancia es la clave del éxito

VIERNES

Por tiempo

2 rondas
75 doble bajo
50 sentadillas al aire
25 flexiones de brazos

Descansar 3 min.

Por tiempo
150 doble bajo
100 sentadillas al aire
50 flexiones

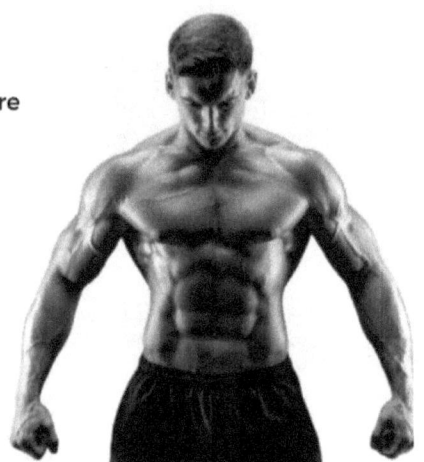

DESHACERSE DE LOS MICHELINES
EN 4 SEMANAS

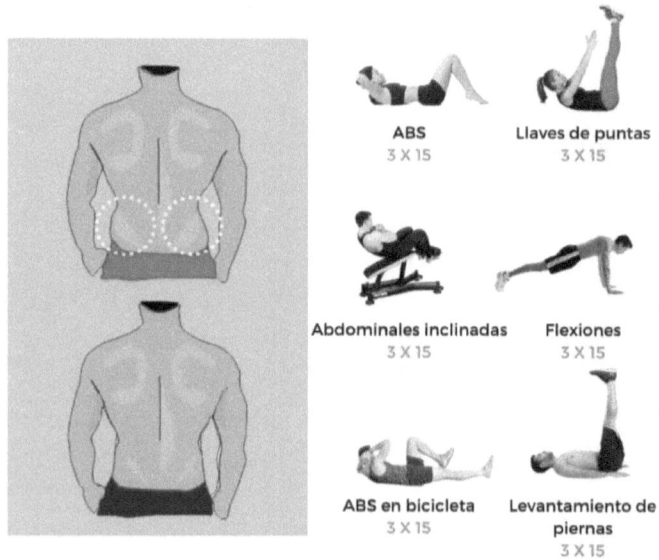

ABS
3 X 15

Llaves de puntas
3 X 15

Abdominales inclinadas
3 X 15

Flexiones
3 X 15

ABS en bicicleta
3 X 15

Levantamiento de piernas
3 X 15

¡KETO PARA TODO!
12 DÍAS DE ENTRENAMIENTO DE NAVIDAD

WORKOUT

- ⭐ Salto de comba
- ⭐ Saltos de tijera
- ⭐ Sentadillas
- ⭐ Flexiones
- ⭐ Burpees
- ⭐ Saltos de rana
- ⭐ Flexiones de tríceps
- ⭐ Sentadillas
- ⭐ Sentadillas en V
- ⭐ Escaladores de montaña
- ⭐ Abdominales con las rodillas en el codo
- ⭐ Abdominales en bicicleta

Instrucciones

Completa este entrenamiento como si estuvieras cantando los "12 días de Navidad"
Por ejemplo, el primer día de Navidad mi entrenador me dio...
1 salto de comba.
El segundo día de Navidad mi entrenador me dio...
2 saltos y 1 salto de comba... etc, etc...
Todo el camino hasta el 12° día de Navidad trabajando de nuevo hasta el 1°.

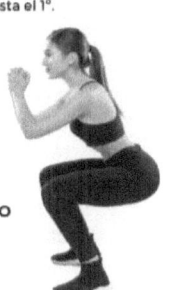

RETO SEMANAL DE ENTRENAMIENTO

LUNES
- 20 abdominales
- 5 flexiones
- 20 sentadillas
- 20 segundos de plancha
- 20 escaladores de montaña
- 1 minuto de salto de cuerda
- 30 saltos de tijera
- 20 saltos laterales

MARTES
- 30 abdominales
- 10 flexiones
- 30 saltos en cuclillas
- 30 segundos de plancha
- 25 escaladores de montaña
- 2 minutos de salto de cuerda
- 40 saltos de tijera
- 30 saltos laterales

MIÉRCOLES
- 40 abdominales
- 15 flexiones
- 40 sentadillas
- 40 segundos de plancha
- 30 escaladores de montaña
- 3 minutos de salto de cuerda
- 60 saltos de tijera
- 40 saltos laterales

JUEVES
- 25 abdominales
- 5 flexiones
- 25 sentadillas
- 25 segundos de plancha
- 25 escaladores de montaña
- 1 minuto de salto de cuerda
- 35 saltos de tijera
- 25 saltos laterales

VIERNES
- 50 abdominales
- 20 flexiones
- 50 sentadillas
- 50 segundos de plancha
- 50 escaladores de montaña
- 4 minutos de salto de cuerda
- 65 saltos de tijera
- 45 saltos laterales

SÁBADO
- 60 abdominales
- 30 flexiones
- 60 sentadillas
- 60 segundos de plancha
- 60 escaladores de montaña
- 5 minutos de salto de cuerda
- 70 saltos de tijera
- 50 saltos laterales

TRABAJO
RUTINA DEL DESAFÍO

Sentadillas 20 repeticiones 3 series 15 segundos de sentadillas después de cada serie / **flexiones** 3 series 10 repeticiones / **superserie**

Elevaciones 30 repeticiones en total 15 repeticiones cada pierna 3 series / **flexiones** 3 series 10 repeticiones / **superserie**

Saltos en cuclillas 15 repeticiones 3 pasos / **flexiones** 3 series 10 repeticiones / **superset**

Sentadillas 5 repeticiones / **estocada** 5 repeticiones **cada pierna** / 5 repeticiones **de saltos en cuclillas** / 10 segundos **de retención en cuclillas al final de cada serie** 3 series / **triple serie** con retención en cuclillas

QUE PREFIERES?
RETO DE ENTRENAMIENTO

Sentadillas **OR** Lunges	Rodillas altas **OR** Patadas frontales	Sentadillas **OR** Crunches
Flexiones **OR** Flexiones de tríceps	Salto de obstáculos **OR** Saltos en cuclillas	Levantamiento de pantorrillas **OR** Burpees

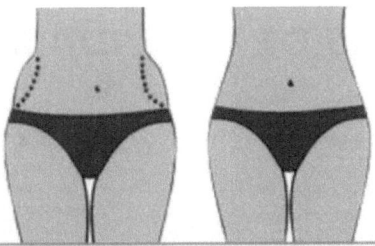

Hacer estos 3 ejercicios uno a uno puede ser muy efectivo para reducir los michelines o la grasa lateral

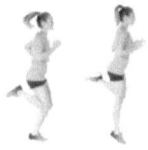
Salto de punto
1 min 3 sets

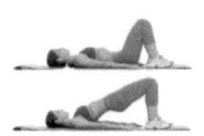
Puente de glúteos
9 reps 3 sets

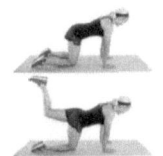
Patadas de burro
9 reps 3 sets

DESAFÍO DE SENTADILLAS DE DICIEMBRE

Domingo	Lunes	Martes	Miércoles	Jueves	Viernes	Sábado
		1 30 sentadillas	2 50 sentadillas	3 55 sentadillas	4 60 sentadillas	5 Descanso "Eso es fácil"
6 70 sentadillas	7 75 sentadillas	8 80 sentadillas	9 Descanso "¡Vaya! Tengo músculos en el trasero"	10 100 sentadillas	11 105 sentadillas	12 110 sentadillas
13 Descanso	14 130 sentadillas	15 135 sentadillas	16 140 sentadillas	17 Descanso "Gracias a Dios, no voy a correr"	18 150 sentadillas	19 155 sentadillas
20 160 sentadillas	21 Rest day	22 180 sentadillas	23 185 sentadillas	24 190 sentadillas	25 Descanso	26 220 sentadillas
27 225 sentadillas	28 230 sentadillas	29 235 sentadillas	30 Descanso	31 240 sentadillas Terminar con fuerza		

30 DÍAS DE PÉRDIDA DE PESO
DESAFÍO

Primera semana

Circuito #1
1 min de patinaje sobre hielo
1 min. de zancadas pliométricas

Circuito #2
1 min sentadillas chop jack
1 min de tijeras con esquís

Circuito #3
1 min jab y jacks
1 min círculo de saltos de gato lentos

Circuito #4
1 min escaladores de montaña
1 min saltos en cuclillas

Segunda semana

Circuito #1
1 min esquiadores
1 min de jacks de postura

Circuito #2
1 min saltos anchos
1 min de flexiones de nalgas

Circuito #3
1 min el heisman
1 min salto de cambio

Circuito #4
1 min gancho, gancho, corte superior, corte superior
1 min el twister

Tercera semana

Circuito #1
1 min v-tucks
1 min de saltos

Circuito #2
1 min de embestidas de reloj
1 min giro de surfista

Circuito #3
1 min salto en cuclillas
1 min salto de caja

Circuito #4
1 min patadas de mula
1 min saltos de foca

Cuarta semana

Circuito #1
1 min salto de estrella
1 min el straddler

Circuito #2
1 min saltos de potencia
1 min flexiones explosivas

Circuito #3
1 min salto de potencia en isocuadra
1 min de saltos laterales

Circuito #4
1 min pop-up
1 min salto de valla

RETO ALIMENTARIO
DE 30 DÍAS

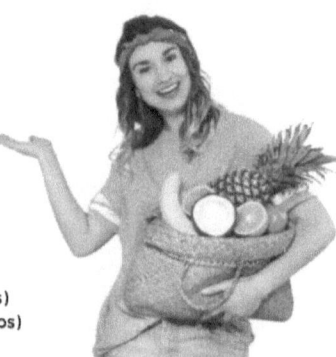

CORTAR
Refrescos
Zumos y bebidas azucaradas
Comida rápida
Comida frita
Dulces y aperitivos envasados
Pan blanco/arroz/pasta
Carnes grasas/procesadas

LIMITAR...
Sal
Cafeína (1 taza de café al día o menos)
Alcohol (2 bebidas a la semana o menos)

OBTENGA...
8-10 vasos de agua al día
Al menos 1 fruta o verdura con cada comida
1 fruta o verdura en cada tentempié
Cereales integrales en lugar de refinados

30 días ←→ 30 Desafíos
RETO DE PÉRDIDA DE PESO
¿CUÁNTOS DÍAS PUEDE HACER?

Mentalidad: Piensa como un detective	Mentalidad: Escucha a tu cuerpo	Cortarlo (Mal)	Añádelo (Bien)	Sustitúyalo con una buena	Prueba en ayunas Cardio
Prueba con alta Proteína (saludable)	Redescubre Verduras (sabor)	Calcular Calorías y macros	Presupuesto: Gastar con inteligencia	Comer fuera Saludable	Comer fuera Mitad
Intermitente Ayuno	Comer 5 Comidas pequeñas	Temprano A la cama	Come Comida real	Aprende Una receta saludable	Mentalidad: Soñar más grande
Limpiar Nevera	Molestia Tu familia con salud	Limpiar Información	Tentación Como un jefe	Rotación Dieta	Calorías Sin una "app"
Macros Para 1 comida	Comida Planificación y tienda	Carbohidratos Ciclo	Preparación de comidas 1 comida	Preparación de comidas 2 5 comidas	Macros Para todas las comidas

TRANSFORMACIÓN DEL CUERPO
DESAFÍO

Sprint de rodillas altas	Salto de piernas	Squat jack	Burpees	Speed skater lunge	PLYO push up
1 — 10 reps + Pierde la culpa	2 — 10 reps + Consigue los objetivos del S.M.R.T.	3 — 10 reps + Abandone el azúcar añadido	4 — 10 reps + Evitar los carbohidratos refinados	5 — 10 reps + Deja la bebida	6 — 10 reps + Planea uno derroche
7 — 20 reps + Mantener los granos a raya	8 — 20 reps + Come sólo cuando tenga hambre	9 — 20 reps + Salir a pasear	10 — 20 reps + Nunca te saltes el desayuno	11 — 20 reps + Di no a la comida basura	12 — 20 reps + No comer alimentos procesados alimentos procesados
13 — 30 reps + Comprar alimentos integrales	14 — 30 reps + Preparación de comidas	15 — 30 reps + Reorganice su nevera	16 — 30 reps + Llevar un diario de diario	17 — 30 reps + Aumentar la ingesta de proteínas	18 — 30 reps + Verduras/frutas en cada plato
19 — 40 reps + Controla tus calorías	20 — 40 reps + Coma en la mesa	21 — 40 reps + Eliminar las distracciones	22 — 40 reps + Reduzca la velocidad	23 — 40 reps + Reducir el tamaño vajilla	24 — 40 reps + Reventar la balanza
25 — 50 reps + Reducir el sodio	26 — 50 reps + Mantenga las porciones a rajatabla	27 — 50 reps + Dormir más de 7 horas al día	28 — 50 reps + Reducir 100 calorías	29 — 50 reps + Conozca sus grasas saludables	30 — 50 reps + ¡Vive la vida!

PLANCHA DE 20 DÍAS
DESAFÍO PARA QUEMAR GRASA

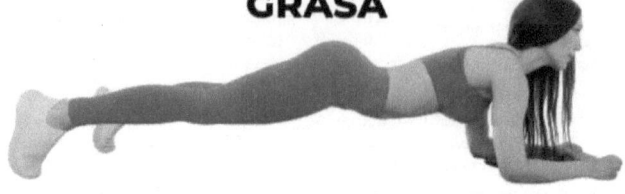

Día 1 : 15 segundos
Día 2 : 15 segundos
Día 3 : 15 segundos
Día 4 : 20 segundos
Día 5 : 20 segundos
Día 6 : 25 segundos
Día 7 : 25 segundos
Día 8 : 25 segundos
Día 9 : 30 segundos
Día 10 : 30 segundos

Día 11 : 30 segundos
Día 12 : 35 segundos
Día 13 : 35 segundos
Día 14 : 35 segundos
Día 15 : 40 segundos
Día 16 : 40 segundos
Día 17 : 45 segundos
Día 18 : 45 segundos
Día 19 : 50 segundos
Día 20 : 50 segundos

GRANDES EJEMPLOS
DE IDEAS DE RETOS PARA PERDER PESO

Reto de pérdida de peso

- Se registrará el peso inicial de cada participante
- Poner en un bote alguna cantidad de dinero aportada por cada participante
- Establecer un periodo de tiempo determinado que puedan utilizar para hacer todo lo posible para perder peso
- El ganador es el que ha conseguido perder la mayor parte de su peso durante el tiempo predeterminado

Ideas de retos de entrenamiento

Llevar a cabo retos de entrenamiento como la natación, el levantamiento de pesas, la carrera, la marcha y el aeróbic. Al competir entre sí en los respectivos entrenamientos, los participantes pueden estar motivados para rendir más cada vez, lo que contribuiría automáticamente a la pérdida de peso, disminuyendo así el estrés asociado.

ESTO ES LO QUE HAY QUE CAMINAR PARA PERDER

1 KG POR SEMANA

SEMANA	CALENTAMIENTO	CAMINA POR	ENFRIAR	TIEMPO TOTAL	SESIONES
1	5 min	10 min	5 min	20 min	3
2	5 min	15 min	5 min	25 min	4
3	5 min	20 min	5 min	30 min	4
4	5 min	20 min	5 min	30 min	5
5	5 min	25 min	5 min	35 min	4
6	5 min	30 min	5 min	40 min	4
7	5 min	30 min	5 min	40 min	5
8	5 min	35 min	5 min	45 min	4
9	5 min	40 min	5 min	50 min	4
10	5 min	40 min	5 min	50 min	5
11	5 min	45 min	5 min	55 min	4
12	5 min	45 min	5 min	55 min	5

VIENTRE PLANO EN 2 SEMANAS

RETO DE ENTRENAMIENTO

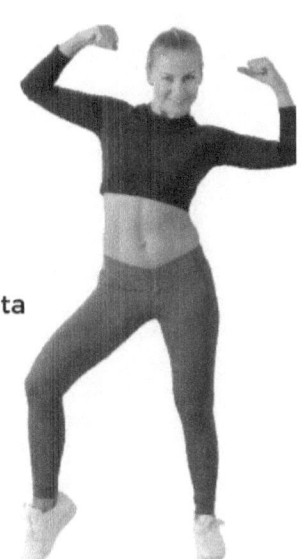

- ⭐ 30 saltos de tijera
- ⭐ 25 abdominales
- ⭐ 30 sentadillas
- ⭐ 10 flexiones
- ⭐ 30 rodillas altas
- ⭐ 10 abdominales en bicicleta
- ⭐ 20 sentadillas
- ⭐ 10 abdominales
- ⭐ 1 minuto de plancha

Repetir X 2-3 veces
60 segundos de descanso / serie

RETO DEL VIENTRE PLANO EN 30 DÍAS

1	2	3	4	5
15 sentadillas 45 seg plancha 5 abdominales	18 sentadillas 65 seg plancha 10 abdominales	20 sentadillas 85 seg plancha 10 abdominales	Descanso	20 sentadillas 105 seg plancha 15 abdominales

6	7	8	9	10	11	12
25 sentadillas 125 seg plancha 20 abdominales	28 sentadillas 125 seg plancha 25 abdominales	30 sentadillas 145 seg plancha 25 abdominales	30 sentadillas 165 seg plancha 30 abdominales	Descanso	35 sentadillas 165 seg plancha 35 abdominales	38 sentadillas 185 seg plancha 35 abdominales

13	14	15	16	17	18	19
40 sentadillas 205 seg plancha 40 abdominales	40 sentadillas 225 seg plancha 45 abdominales	Descanso	45 sentadillas 245 seg plancha 50 abdominales	50 sentadillas 265 seg plancha 55 abdominales	53 sentadillas 285 seg plancha 55 abdominales	57 sentadillas 305 seg plancha 60 abdominales

20	21	22	23	24	25	26
Descanso	57 sentadillas 325 seg plancha 65 abdominales	60 sentadillas 325 seg plancha 70 abdominales	65 sentadillas 355 seg plancha 75 abdominales	70 sentadillas 355 seg plancha 75 abdominales	Descanso	72 sentadillas 355 seg plancha 80 abdominales

27	28	29	30
74 sentadillas 405 seg plancha 85 abdominales	74 sentadillas 410 seg plancha 90 abdominales	78 sentadillas 415 seg plancha 95 abdominales	180 sentadillas 430 seg plancha 100 abdominales

Cuando tengas ganas de abandonar, pregúntate por qué has empezado.

RETO DEL AGUA DE 7 DÍAS

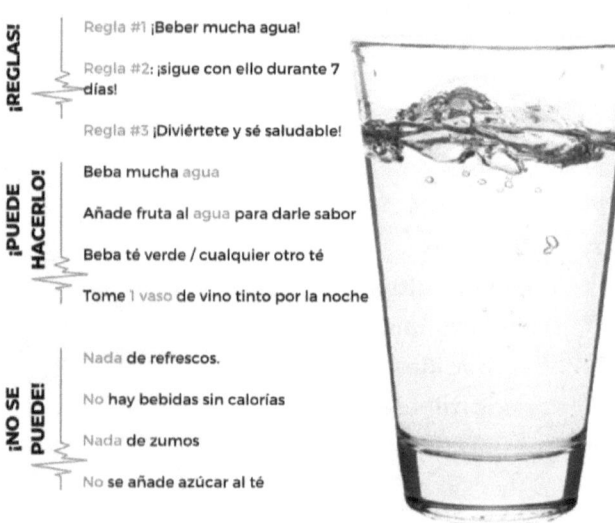

¡REGLAS!
- Regla #1 ¡Beber mucha agua!
- Regla #2: ¡sigue con ello durante 7 días!
- Regla #3 ¡Diviértete y sé saludable!

¡PUEDE HACERLO!
- Beba mucha agua
- Añade fruta al agua para darle sabor
- Beba té verde / cualquier otro té
- Tome 1 vaso de vino tinto por la noche

¡NO SE PUEDE!
- Nada de refrescos.
- No hay bebidas sin calorías
- Nada de zumos
- No se añade azúcar al té

RETO CARDIO

Día 1	Día 2	Día 3	Día 4	Día 5	Día 6	Día 7
3 rondas	3 rondas	4 rondas	4 rondas	Día de Fuerza	5 rondas	Día de descanso

1 ronda = 1 minuto: 30s de intensidad moderada, 20s de intensidad creciente, 10s de intensidad total

Circuito de la semana 1
- Rodillas altas con los brazos por encima de la cabeza
- Gato en tabla
- Salto de 180 grados en cuclillas
- Empuje en cuclillas

Circuito de la semana 2
- Zancada pliométrica
- Flexiones con liberación de manos
- Gato de toque
- Patadas de aleteo

Circuito de la semana 3
- Zancada lateral con extensión de brazos
- Flexiones de tríceps con liberación de manos
- Flexiones con navaja
- Escaladores de montaña

Circuito de la semana 4
- Puntas de los pies en plancha inversa
- Pies rápidos
- Sentadillas de velocista
- Salto lateral burpees

21 DÍAS DE SALTO DE CUERDA
DESAFÍO

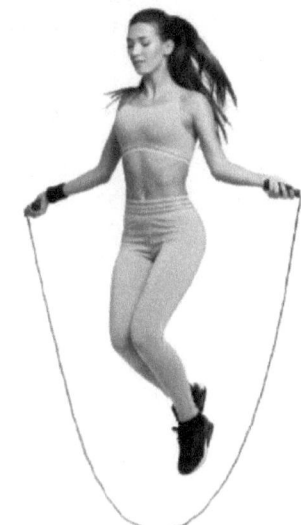

Día 1 : 5 minutos
Día 2 : 5 minutos
Día 3 : 5 minutos
Día 4 : 5 minutos
Día 5 : 5 minutos
Día 6 : 6 minutos
Día 7 : 7 minutos
Día 8 : 8 minutos
Día 9 : 9 minutos
Día 10 : 10 minutos
Día 11 : 11 minutos
Día 12 : 12 minutos
Día 13 : 13 minutos
Día 14 : 14 minutos
Día 15 : 15 minutos
Día 16 : 16 minutos
Día 17 : 17 minutos
Día 18 : 18 minutos
Día 19 : 19 minutos
Día 20 : 20 minutos
Día 21 : 21 minutos

30 DÍAS DE LEY
DESAFÍO

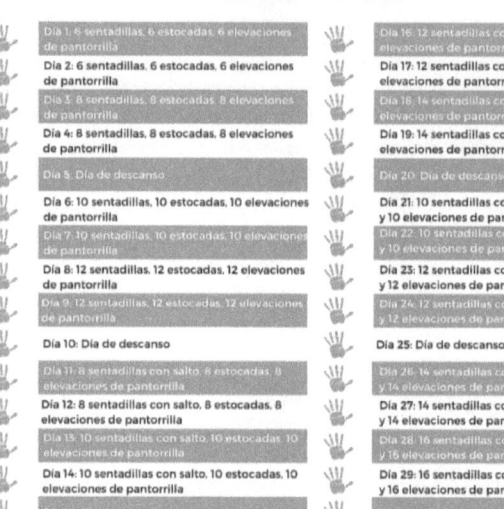

- Día 1: 6 sentadillas, 6 estocadas, 6 elevaciones de pantorrilla
- Día 2: 6 sentadillas, 6 estocadas, 6 elevaciones de pantorrilla
- Día 3: 8 sentadillas, 8 estocadas, 8 elevaciones de pantorrilla
- Día 4: 8 sentadillas, 8 estocadas, 8 elevaciones de pantorrilla
- Día 5: Día de descanso
- Día 6: 10 sentadillas, 10 estocadas, 10 elevaciones de pantorrilla
- Día 7: 10 sentadillas, 10 estocadas, 10 elevaciones de pantorrilla
- Día 8: 12 sentadillas, 12 estocadas, 12 elevaciones de pantorrilla
- Día 9: 12 sentadillas, 12 estocadas, 12 elevaciones de pantorrilla
- Día 10: Día de descanso
- Día 11: 8 sentadillas con salto, 8 estocadas, 8 elevaciones de pantorrilla
- Día 12: 8 sentadillas con salto, 8 estocadas, 8 elevaciones de pantorrilla
- Día 13: 10 sentadillas con salto, 10 estocadas, 10 elevaciones de pantorrilla
- Día 14: 10 sentadillas con salto, 10 estocadas, 10 elevaciones de pantorrilla
- Día 15: Día de descanso
- Día 16: 12 sentadillas con salto, 12 estocadas, 12 elevaciones de pantorrilla
- Día 17: 12 sentadillas con salto, 12 estocadas, 12 elevaciones de pantorrilla
- Día 18: 14 sentadillas con salto, 14 estocadas, 14 elevaciones de pantorrilla
- Día 19: 14 sentadillas con salto, 14 estocadas, 14 elevaciones de pantorrilla
- Día 20: Día de descanso
- Día 21: 10 sentadillas con salto, 10 estocadas y 10 elevaciones de pantorrilla
- Día 22: 10 sentadillas con salto, 10 estocadas y 10 elevaciones de pantorrilla
- Día 23: 12 sentadillas con salto, 12 estocadas y 12 elevaciones de pantorrilla
- Día 24: 12 sentadillas con salto, 12 estocadas y 12 elevaciones de pantorrilla
- Día 25: Día de descanso
- Día 26: 14 sentadillas con salto, 14 estocadas y 14 elevaciones de pantorrilla
- Día 27: 14 sentadillas con salto, 14 estocadas y 14 elevaciones de pantorrilla
- Día 28: 16 sentadillas con salto, 16 estocadas y 16 elevaciones de pantorrilla
- Día 29: 16 sentadillas con salto, 16 estocadas y 16 elevaciones de pantorrilla
- Día 30: Día de descanso

BRAZO DE 30 DÍAS
DESAFÍO

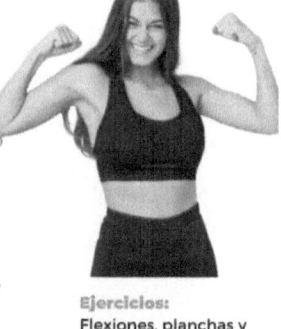

- Día 1 : 5/15s/5
- Día 2 : 8/20s/5
- Día 3 : 5/15s/8
- Día 4 : 10/30s/8
- Día 5 : Descanso
- Día 6 : 10/30s/8
- Día 7 : 8/45s/5
- Día 8 : 15/30s/8
- Día 9 : 5/45s/10
- Día 10 : Descanso
- Día 11 : 12/60s/10
- Día 12 : 8/30s/10
- Día 13 : 15/30s/8
- Día 14 : 15/30s/15
- Día 15 : Descanso
- Día 16 : 5/25s/5
- Día 17 : 8/30s/5
- Día 18 : 15/45s/8
- Día 19 : 15/30s/15
- Día 20 : Descanso
- Día 21 : 15/45s/10
- Día 22 : 15/45s/5
- Día 23 : 15/60s/10
- Día 24 : 15/30s/8
- Día 25 : Descanso
- Día 26 : 8/30s/8
- Día 27 : 15/45s/12
- Día 28 : 15/45s/8
- Día 29 : 10/30s/15
- Día 30 : Descanso

Ejercicios:
Flexiones, planchas y saltos en silla
Días 1-15: 2 series
Días 16-30: 3 series

21 DÍAS SIN COMIDA BASURA
DESAFÍO

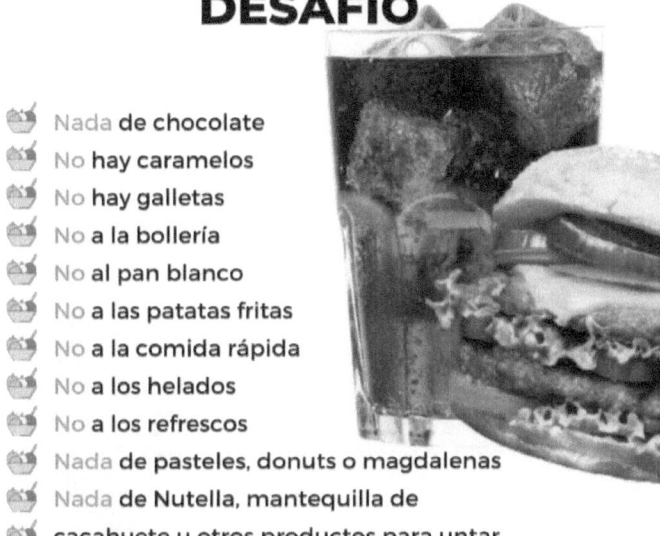

- 🥣 Nada de chocolate
- 🥣 No hay caramelos
- 🥣 No hay galletas
- 🥣 No a la bollería
- 🥣 No al pan blanco
- 🥣 No a las patatas fritas
- 🥣 No a la comida rápida
- 🥣 No a los helados
- 🥣 No a los refrescos
- 🥣 Nada de pasteles, donuts o magdalenas
- 🥣 Nada de Nutella, mantequilla de cacahuete u otros productos para untar

21 DÍAS DE VIENTRE PLANO
DESAFÍO

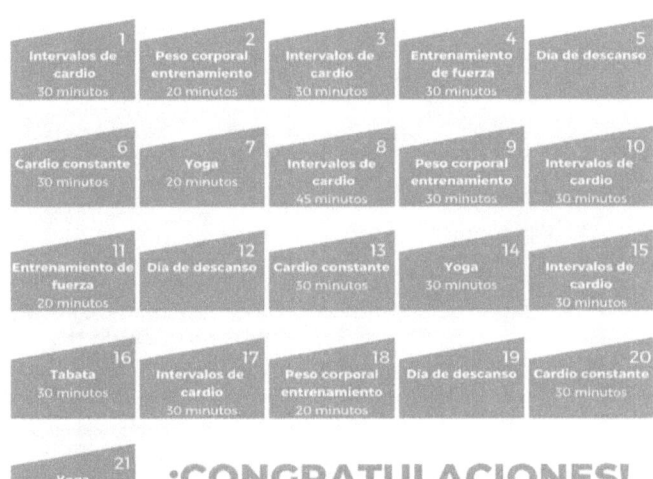

1 Intervalos de cardio 30 minutos	2 Peso corporal entrenamiento 20 minutos	3 Intervalos de cardio 30 minutos	4 Entrenamiento de fuerza 30 minutos	5 Día de descanso
6 Cardio constante 30 minutos	7 Yoga 20 minutos	8 Intervalos de cardio 45 minutos	9 Peso corporal entrenamiento 30 minutos	10 Intervalos de cardio 30 minutos
11 Entrenamiento de fuerza 20 minutos	12 Día de descanso	13 Cardio constante 30 minutos	14 Yoga 30 minutos	15 Intervalos de cardio 30 minutos
16 Tabata 30 minutos	17 Intervalos de cardio 30 minutos	18 Peso corporal entrenamiento 20 minutos	19 Día de descanso	20 Cardio constante 30 minutos
21 Yoga 30 minutos				

¡CONGRATULACIONES!
¡Lo lograste!

DESAFÍO DE JINGLE "HASTA QUE NO"

EJERCICIO	1	2	3	4	5	6	7
Flexiones	5	10	15	Descanso	20	25	30
Bicicleta abdominales	10	15	20	Descanso	20	25	30
Levantamiento de piernas	10	15	20	Descanso	20	25	30
Arremetidas	10	15	20	Descanso	20	25	30
Levantamiento de cadera	15	20	25	Descanso	30	35	40

Modifica: fácil

Flexiones: **Sobre las rodillas en lugar de las puntas de los pies**
Abdominales: **Piernas rectas en lugar de en ángulo**
Elevación de piernas: **Ángulo de 45 grados**
Estocadas: **No te dejes caer tan abajo**

Modifica: difícil

Flexiones: **En puntas de pie, con los pies sobre un taburete o una pelota**
Abdominales: **Piernas abajo o patadas de tijera**
Elevaciones de piernas: **Piernas casi hasta el suelo**
Estocadas: **Pasos más amplios, estocadas inferiores o estocadas con salto**
Elevaciones de cadera: **Apoya los pies en un taburete, una silla o una pelota**

PERDER 5 KG EN CASA
EN 1 SEMANA

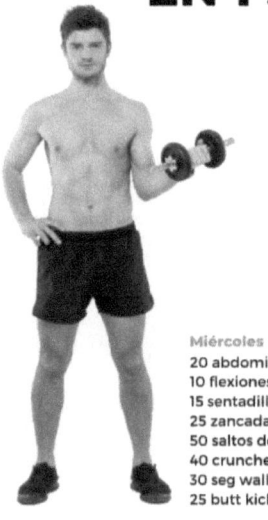

Lunes
10 abdominales
5 flexiones
20 sentadillas
15 zancadas
35 saltos de tijera
25 crunches
25 seg wall sit
10 butt kicks

Martes
20 abdominales
10 flexiones
10 sentadillas
25 zancadas
10 saltos de tijera
30 crunches
25 seg wall sit
20 butt kicks

Miércoles
20 abdominales
10 flexiones
15 sentadillas
25 zancadas
50 saltos de tijera
40 crunches
30 seg wall sit
25 butt kicks

Jueves
10 abdominales
20 flexiones
50 sentadillas
15 zancadas
15 saltos de tijera
40 crunches
15 seg wall sit
10 butt kicks

Viernes
20 abdominales
15 flexiones
45 sentadillas
20 zancadas
30 saltos de tijera
20 crunches
10 seg wall sit
20 butt kicks

7 DÍAS DE LEAN OUT
DESAFÍO

Tú puedes hacerlo.

- No tomar refrescos
- Beber 10 vasos de agua
- Nada de edulcorantes artificiales
- Nada de "dieta"
- Nada de trigo/gluten
- Nada de azúcar
- Nada de alcohol
- No a los productos lácteos
- No a los alimentos envasados
- No comer fuera
- No comer carne roja
- Comer verduras todos los días
- Consumir proteínas en cada comida
- 3 entrenamientos a la semana

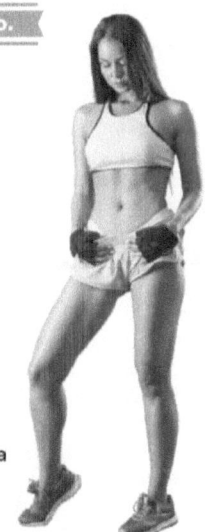

16 PRUEBAS DE PÉRDIDA DE PESO
HACKS

- No confíe sólo en el ejercicio
- Coma con atención
- Lleve un diario de alimentos
- Duerma más
- Haga que el ejercicio sea divertido
- Salga a caminar
- Evite los refrescos... incluso los de dieta
- Realiza ejercicios rápidos mientras ves la televisión
- Coma mejores carbohidratos
- Cambia la mantequilla por el aceite
- Añade más color a tu plato
- Pruebe los entrenamientos HIIT
- Coma para alimentar la recuperación
- Mezcla tu lista de canciones
- Registra tu progreso en el ejercicio
- Recompénsese a sí mismo

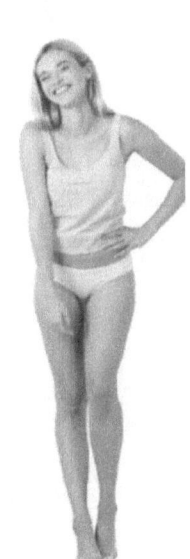

30 DÍAS DE PÉRDIDA DE PESO
DESAFÍO

Lunes: 100 sentadillas; 30 min. de cardio

Martes: 100 flexiones; 30 minutos de cardio

Miércoles: 100 estocadas; 30 min de cardio

Jueves: 100 flexiones; 30 min de cardio

Viernes: Día de descanso.

Sábado: Sprints

Domingo: Estiramiento del día; 30 minutos de cardio

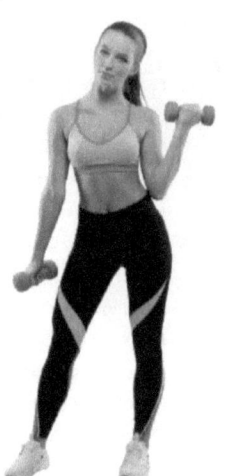

21 DÍAS DE FITNESS
DESAFÍO

Día 1-3
Estiramientos: 3 min.
Calentamiento 15 min. (estocadas, saltos de tijera)
Cardio: 20 minutos (Caminar o montar en bicicleta)
Enfriamiento: 5 minutos

Día 4-7
Estiramientos: 3 min.
Cardio: 15 min.
Estocadas: 20 cuentas
Saltos de tijera: 10 cuentas
Abdominales: 10 cuentas
Burpees: 10 cuentas
Enfriamiento: 5 minutos

Día 8-11
Estiramientos: 3 min.
Cardio: 15 min. (Correr, saltar)
Flexiones de tríceps: 15 cuentas (Aumentar a 20 a partir del día 10)
Abdominales: 10 repeticiones
Elevaciones de piernas: 15 cuentas (aumentar a 20 a partir del día 11)
Enfriamiento: 5 minutos

Día 12-16
Estiramientos: 3 min.
Cardio: 10 min.
Sentadillas 20 cuentas
Abdominales con dedos de los pies: 20 cuentas
Sentadillas: 20 cuentas
Abdominales: 10 cuentas
Burpees: 10 cuentas
Plancha: Permanecer durante 30 minutos (Cada variación)

Día 17-21
Estiramientos: 3 min.
Cardio: 15 min.
Elevaciones de piernas: 25 cuentas (Aumentar a 30 después del día 18)
Sentadillas: 25 repeticiones
Abdominales: 10 repeticiones
Flexiones de tríceps: 20 repeticiones

14 DÍAS DE PÉRDIDA DE PESO
DESAFÍO

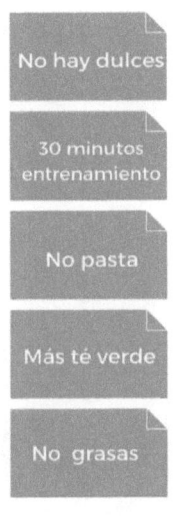
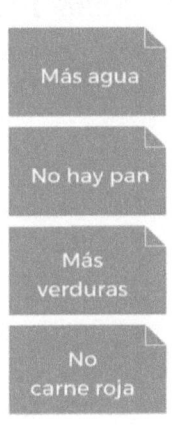
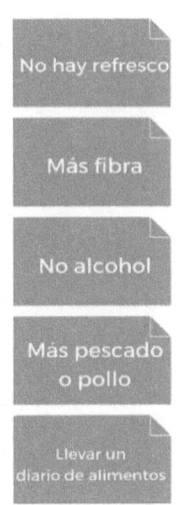

- No hay dulces
- 30 minutos entrenamiento
- No pasta
- Más té verde
- No grasas
- Más agua
- No hay pan
- Más verduras
- No carne roja
- No hay refresco
- Más fibra
- No alcohol
- Más pescado o pollo
- Llevar un diario de alimentos

IDEAS PARA EL RETO DE PÉRDIDA DE PESO

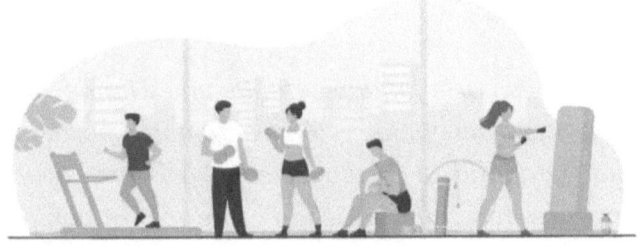

Ideas para perder peso: Ya sea que haya decidido comenzar su propio desafío de pérdida de peso o que haya decidido tener un desafío de pérdida de peso junto con su familia, amigos o grupo de trabajo; actualmente tiene que llegar a algunas buenas ideas de desafío de pérdida de peso que serán divertidas y mantendrán a todos interesados.

Parte VI. Mejores rutinas fitness al alcance de todos

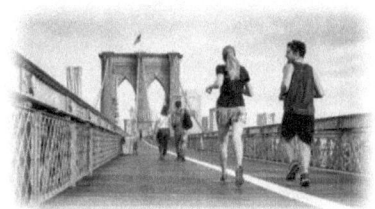

El ejercicio es parte fundamental de un estilo de vida sano, no solo por sus beneficios estéticos, también porque mejora la salud metabólica y cardiovascular, así como ayuda en el tratamiento de la ansiedad y el estrés. A continuación algunas rutinas para comenzar a ejercitarnos.

Beneficios del
RUNNING

Es bueno para el corazón

Desarrolla la resistencia aeróbica

Ayuda a mantener un peso saludable

Reduce los riesgos de contraer enfermedades

Beneficios del
ENTRENAMIENTO DE FUERZA

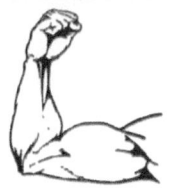

Aumento de masa muscular

Previene la atrofia muscular

Aumento de fuerza

Refuerza la salud osea.

SÍNTOMAS DE ESTRÉS

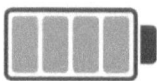 Energía baja

 Depresión

 Cambios en el apetito

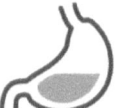 Problemas digestivos

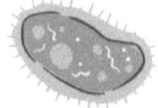 Defensas bajas

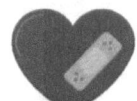 Dolores crónicos

HÁBITOS GANADORES

 Despertarse temprano

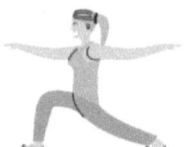 Ejercitarse continuamente

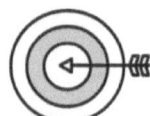 Cumplir los objetivos propuestos

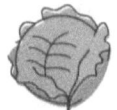 Llevar una dieta saludable

Ideas para
DESAYUNOS SALUDABLES

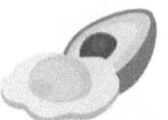 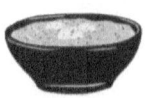 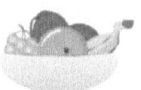

Huevos y aguacate | Avena | Piezas de Frutas variadas

 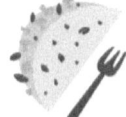 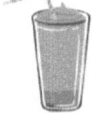

Pancakes Proteicos | Tortilla de huevos | Batido de frutas saludables

REDUCE EL HAMBRE

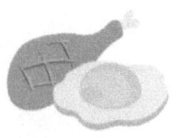 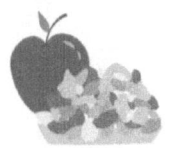

Los alimentos con alto contenido en proteínas te ayudan a mantenerte saciado y a aumentar la masa muscular

Los alimentos ricos en fibra ayudan a la fácil digestión y te mantienen lleno

Las mejores
FUENTES DE PROTEINA

 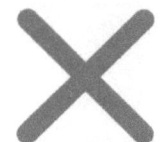

✓	✗
Pollo / Pavo	Carnes procesadas
Pescado	Carne roja
Tempeh / Tofu	Carne frita
Yogur griego	Carne en conserva
Alubias y lentejas	

Como...
GANAR CONFIANZA

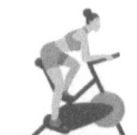 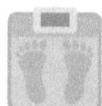

Hacer ejercicio — Perder peso

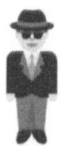 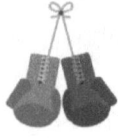

Vestirse bien — Inicia un deporte

La regla del...
CINCO X CINCO

Si algo que haces no te hace feliz en cinco años, no pases más de cinco minutos haciéndolo.

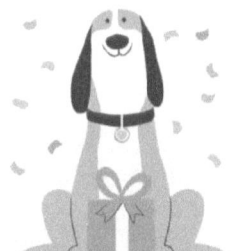

BUENOS HABITOS

- Entrenar duro y ser constante
- Comer bien la mayor parte del tiempo
- Dormir bien por la noche
- Mantenga sus expectativas bajo control
- Infórmese todo lo que pueda
- Y lo más importante: ¡tenga paciencia!

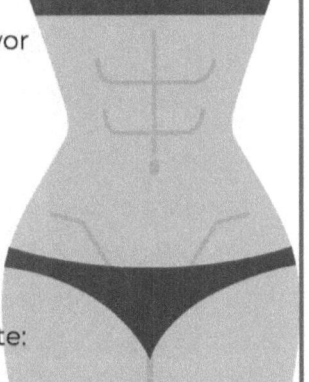

HÁBITOS PRESCINDIBLES

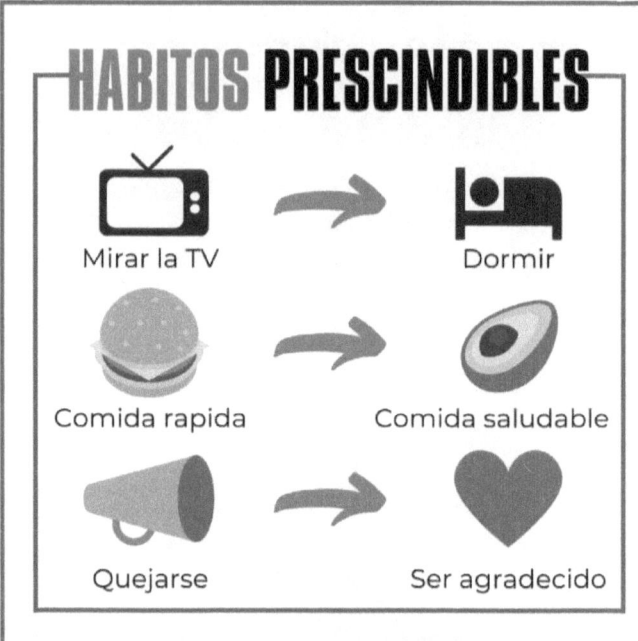

Mirar la TV → Dormir

Comida rapida → Comida saludable

Quejarse → Ser agradecido

Beneficios del
CORE FUERTE

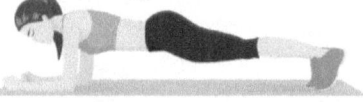

Mejora el equilibrio y la estabilidad

Reduce el dolor de espalda

Fija la postura

Aumento de la fuerza general

MALOS HÁBITOS

Siempre online en las redes sociales

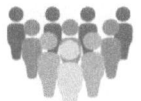
Estar en un entorno tóxico

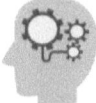
Pensar demasiado regularmente

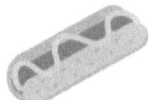
Alimentación poco saludable

Consigue un Hobby QUE AMES

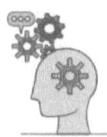
... para mantente creativo

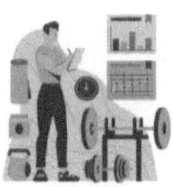
...para mantenerte en forma

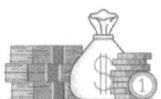
...para hacer dinero

Habitos de
PERSONAS FELICES

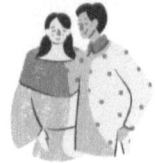

1. No alardear
2. Habla menos
3. Aprende cada día
4. Ayuda a los demás
5. Sonríe más

Checklist para...
COMIDAS SALUDABLES

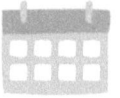

Planifica tus comidas con antelación

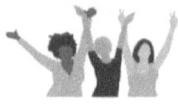

Hazlo con un amigo

Realiza una lista de la compra

Bebe mucha agua

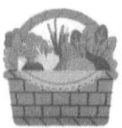

Apuesta por los sustitutos saludables

Beneficios de ...
ENTRENAMIENTO EN MOBILIDAD

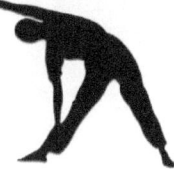

Reduce el riesgo de lesiones
mayor amplitud de movimiento
Un calentamiento más eficaz
Mejora las articulaciones

Beneficios de ...
ENTRENAMIENTO EN FLEXIBILIDAD

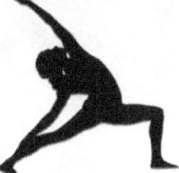

Reduce el riesgo de lesiones
Mejora de la amplitud de movimiento
Mejora el rendimiento deportivo
Relaja el cuerpo

Por que SIEMPRE ESTÁS CANSADO?

 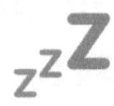 

No te mueves lo suficiente   Mala calidad del sueño   Baja ingesta de líquidos

Mala dieta   Estás estresado   Demasiada cafeína

Beneficios de ... CORRER EN ESCALERAS

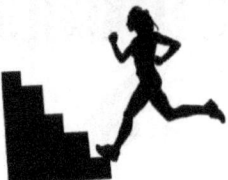

Fortalece las articulaciones y los huesos

Mejora la capacidad aeróbica

Es bueno para el corazón

Activa el metabolismo

Grandes SIGNOS DE DESHIDRATACION

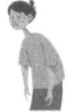 Te sientes cansado

 Te sientes confuso

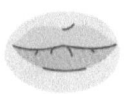 Labios deshidratados

 Orina oscura

 Te sientes sediento

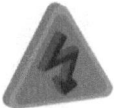 Te sientes agotado

PROTEINAS PARA LLEVAR FACILMENTE

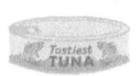 Lata de atún

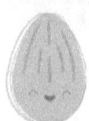 Almendras

 Yogurt griego

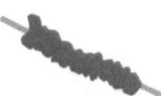 cecina de vaca

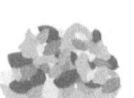 Nueces y guisantes tostados

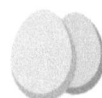 Huevos duros

ERRORES EN EL GIMNASIO

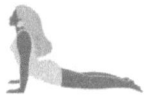
Falta de calentamiento

Deshidratión

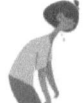
Falta de descanso

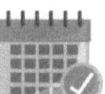
Falta de planeación

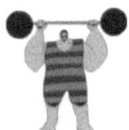
Ser Egocéntrico

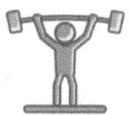
Falta de intensidad

Aumentar la EFICACIA DEL ENTRENAMIENTO

Escuchar música

Comer carbohidratos antes del entrenamiento

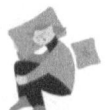
Dormir bien

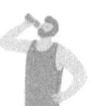
Mucha hidratación

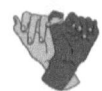
Tener un compañero de entrenamiento

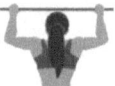
Realice ejercicios compuestos

Cosas que PUEDES CONTROLAR

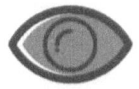  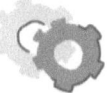

Tu perspectiva   Tu gratitud   Tu ritmo de trabajo

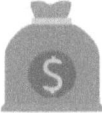 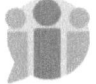 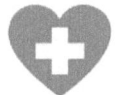

Tu riqueza   Tus redes sociales   Tu Salud

Lo ideal en LAS REPETECIONES

FUERZA   HIPERTROFIA   RESISTENCIA

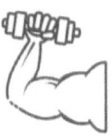 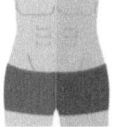 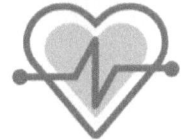

1-5 Repeticiones   6-12 Repeticiones   13-20 + Repeticiones

MITOS DEL FITNESS

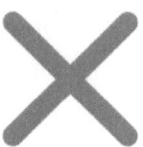

Puedes convertir la grasa en músculo

Puedes quemar grasa y construir músculo

Beneficios de ...
ENTRENAMIENTO EN SENTADILLAS

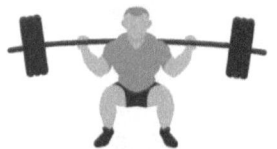

Desarrolla las piernas
Aumenta el rendimiento deportivo
Quema grasas
Fortalece el core
Desarrolla el músculo

Tu mentalidad
TE ESTÁ FRENANDO?

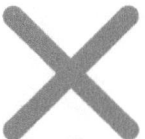 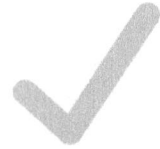

- Todo o nada
- Entrenar hasta el agotamiento
- Hacer dietas agresivas
- No disfrutar del entrenamiento
- Sentirse mal por no tener éxito

- Entrenamiento moderado
- Entrenar hasta la fatiga
- Dieta sostenible
- Disfrutar del entrenamiento
- Está bien fracasar

Presupuesto
COMIDA SALUDABLE

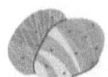 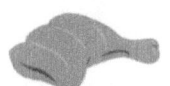

Patata/papa — Huevos — Muslos de pollo

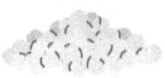 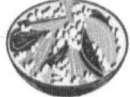 

Avena — Vegetales congelados — Plátanos/Bananas

DISFRUTA EL GIMNASIO

1. Encuentre una rutina que se ajuste a sus necesidades
2. Tener un plan de ejercicios
3. Escuchar música
4. Llevar ropa cómoda
5. Tener un compañero de entrenamiento
6. Coma sano
7. Fijar objetivos

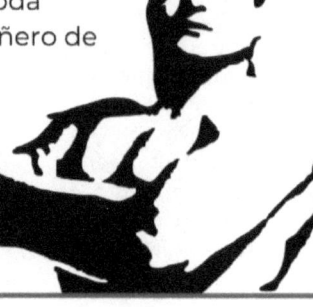

DAR LAS GRACIAS porque...

1. Hoy has comido
2. Estás vivo
3. Tienes ropa que ponerte
4. Tienes un techo sobre tu cabeza
5. Tienes agua limpia
6. Tienes seres queridos

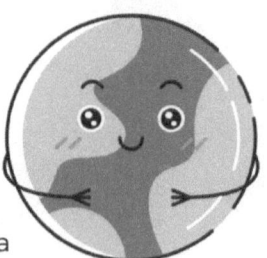

cómo comenzar A COMER MAS SALUDABLE?

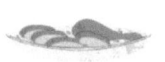 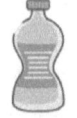 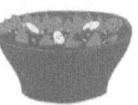

Centrarse en las proteínas magras | Cambiar al agua | Comer bajo en calorías

 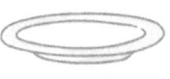 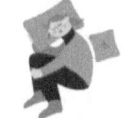

Comer sin distracciones | No pasar hambre | Dormir bien por la noche

Que hay en tu ... MOCHILA DEL GIMNASIO?

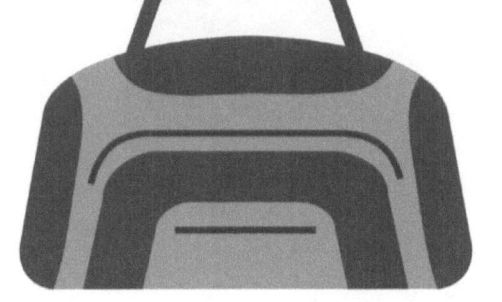

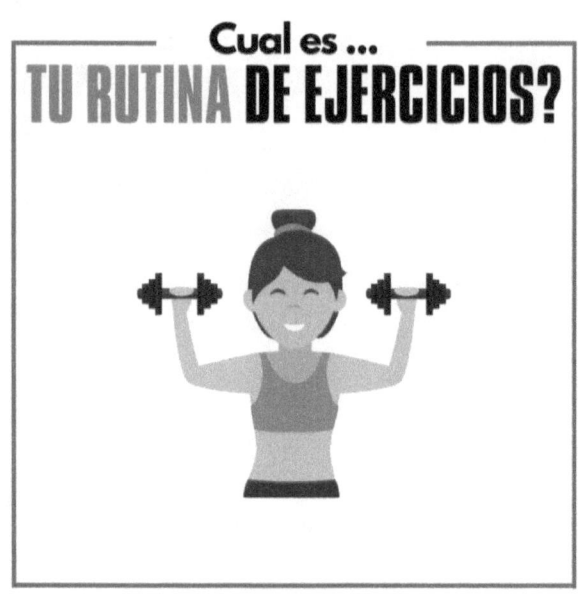

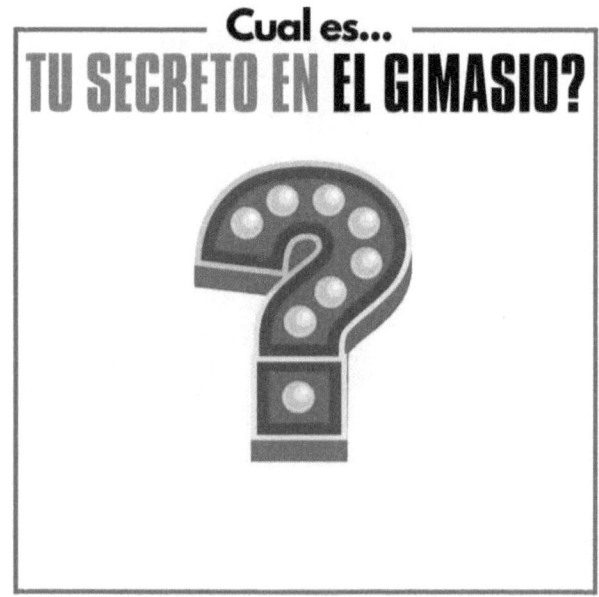

Señales de que ESTAS PROGRESANDO

1. Te sientes más fuerte / más rápido
2. La ropa te queda mejor
3. Tienes más autodisciplina
4. Los demás notan la diferencia
5. Tienes más energía

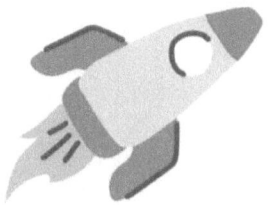

Como ganar MASA MUSCULAR

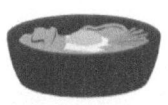 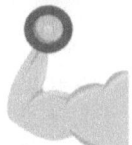 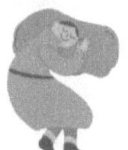

COME MAS   **LEVANTAMIENTO PESADO**   **DESCANSO**

30% más de proteínas

50% más de carbohidratos

20% de grasas

Añadir grasas saludables

Comer más verduras

Añadir más peso cada vez que sea tolerado el peso actual

Repeticiones lentas y rápidas

Centrarse en los levantamientos compuestos

Dormir 8 horas

Beber 3-5 l de agua

Descansar 1-2 días

Cambia tu MENTALIDAD

 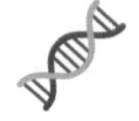 

Los lunes no son malos   Tu genetica no es mala   El clima no es malo

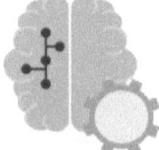

Tu mentalidad es la que está mal

Reglas para UNA VIDA MEJOR

- Acuérdate de hacer ejercicio
- Levantarse temprano
- Comer alimentos saludables
- Trabaja más para mejorar
- Pasa tiempo con tus seres queridos
- Sonríe más

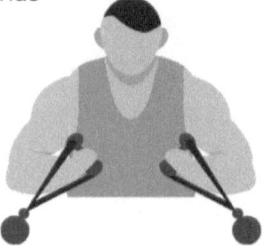

RETO DE LOS 30 DIAS

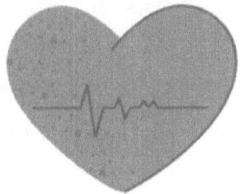

- Nada de comida rápida
- No al exceso de azúcares
- No al pan blanco
- No a los refrescos

RETA A TUS AMIGOS

RETO DE LOS 30 DIAS

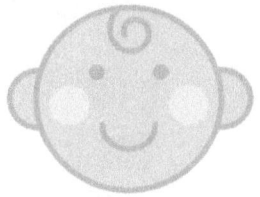

- Hacer ejercicio todos los días
- Haz algo que te guste cada día
- Sonríe todos los días

RETA A TUS AMIGOS

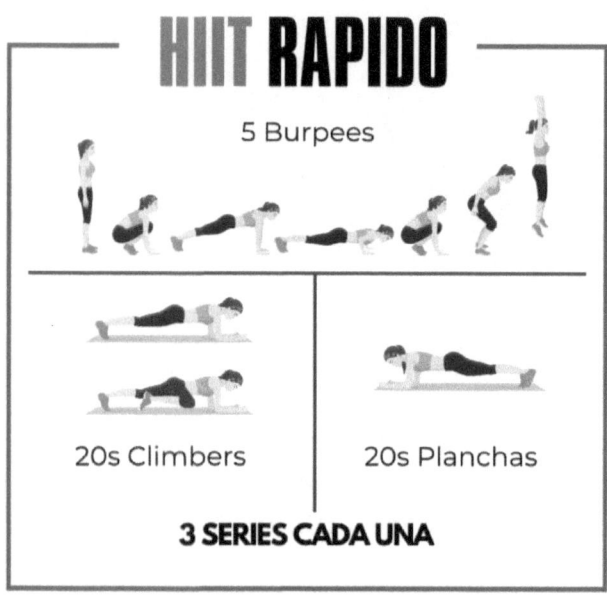

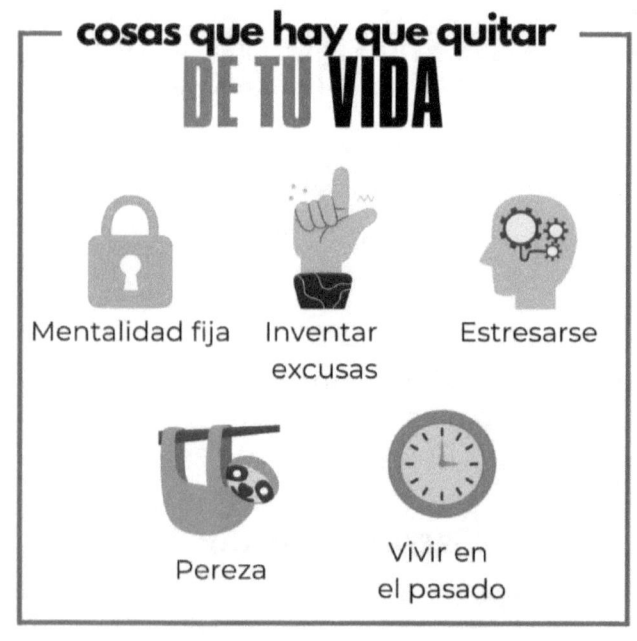

Formas naturales de
AUMENTAR LA TESTOSTERONA

 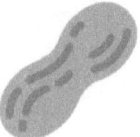

Más vitamina D | Comiendo más zinc | Durmiendo más de 7 horas

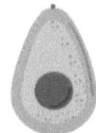 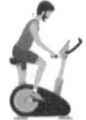

Comiendo grasas saludables | Ejercitarse diariamente

Como perder
GRASA ABDOMINAL

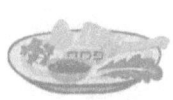 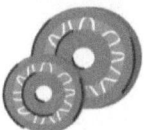 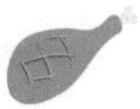

Dieta de alta calidad | Levantar pesas | Proteínas adecuadas

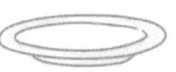 

Déficit calorico | Paciencia

¿Cuál es tu COMIDA FAVORITA?

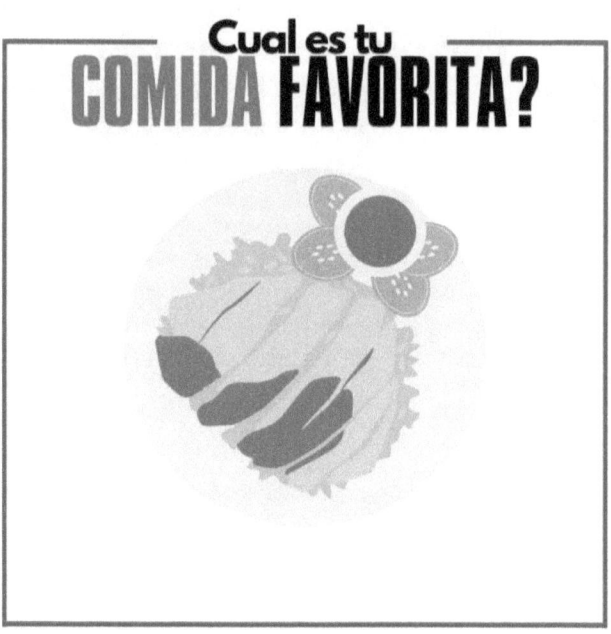

Cómo REDUCIR CALORIAS

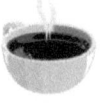

Ayuno matutino

Consumir más vegetales

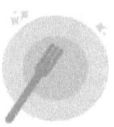

Platos pequeños

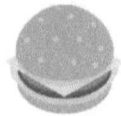

No comida chatarra

Beneficios de...
ENTRENAMIENTO HIIT

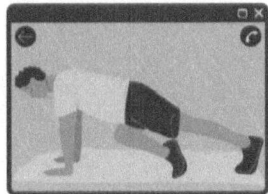

Aumenta el metabolismo

Aumenta la resistencia

Consume la mayoría de las calorías

Muy eficiente en cuanto a tiempo

Beneficios de...
ACTIVIDAD FÍSICA

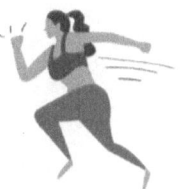

Ayuda a mantener un peso corporal saludable

Reduce el riesgo de diabetes de tipo 2

Disminuye el riesgo de enfermedades cardíacas

Mejora la salud y la fuerza de los huesos

Reduce la presión arterial

Parte VII. Como lograr la pérdida de peso sin recaídas

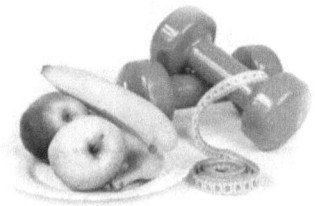

Perder peso y no recuperarlo es el objetivo de todo plan de alimentación. Para conseguirlo debemos adoptar planes dietéticos saludables y realistas que permitan ajustar el metabolismo a los nuevos cambios, alcanzar y mantenerse en el peso deseado y sano.

EN QUÉ CENTRARSE
PARA PERDER PESO

EN QUÉ TE CENTRAS AHORA		EN QUÉ DEBE CENTRARSE	
Eliminar todos los carbohidratos		Estar en un déficit calórico	
Pensar que la fruta engorda		Comer más proteínas	
Encontrar la mejor dieta		Conseguir un sueño de calidad	
Quemadores de grasa y soluciones rápidas		Beber más agua	
Encontrar el mejor ejercicio		Mantener la actividad	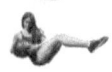

UNA CALORÍA NO ES UNA CALORÍA

300 CALORÍAS

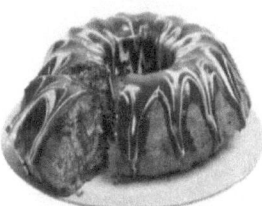

Los picos de insulina y la glucosa en sangre aumentan rápidamente

Sin ningún valor nutricional

Vuelve a tener hambre en una hora, lo que puede llevar a comer en exceso

300 CALORÍAS

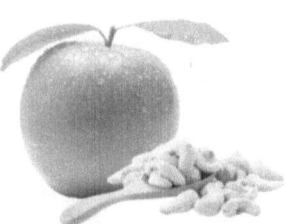

Respuesta constante de la insulina y aumento de la glucosa en sangre

Lleno de nutrientes que su cuerpo puede utilizar

Lleno durante al menos 2-4 horas, lo que mantiene el total de calorías bajo control

*La calidad de los alimentos **siempre será más importante que las** calorías*

CÓMO USAR LAS CALORÍAS

20% Actividad física
- Gente sedentaria = constituye el 10-15% de las calorías utilizadas.
- Personas activas = constituye el 30% o más.

70% Tasa metabólica basal
- Mínimo **nivel de energía que necesitamos para mantener** funciones vitales.
- **Varía** según la edad, el sexo, el peso, la altura, los genes, etc.

10% Otros factores
- Efecto termogénico de los alimentos
  1. Energía **necesaria para digerir** los alimentos
- **NEAT (termogénesis de la actividad sin ejercicio)**
  1. Moverse **por la casa**
  2. Moverse **de un lado a otro y de un lado a otro**
  3. Llevar **la compra**
  4. Hacer **los deberes o las tareas domésticas**

Mantenernos vivos es un trabajo duro!

PERDER PESO SIN CONTAR CALORÍAS

REDUCIR LAS CALORÍAS

Ayuno matutino

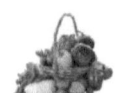
1/2 plato de verduras

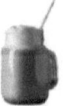
Limitar los aperitivos

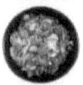
1 ensalada grande / día

No los tomes

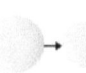
Platos más pequeños

CONTROLAR EL HAMBRE

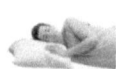
Dormir 7-9 horas / noche

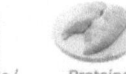
Proteína regularmente

Consumir grasas sanas

Frutas y verduras

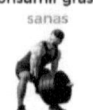
Entrenamientos intensos

Beber agua

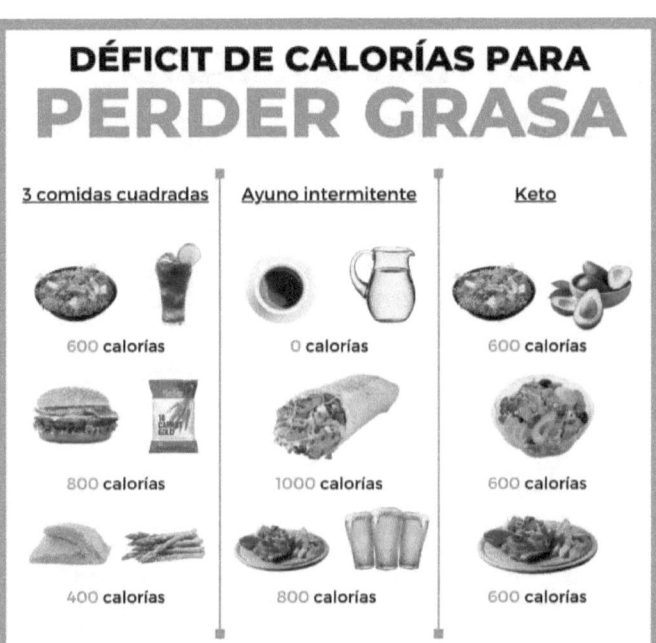

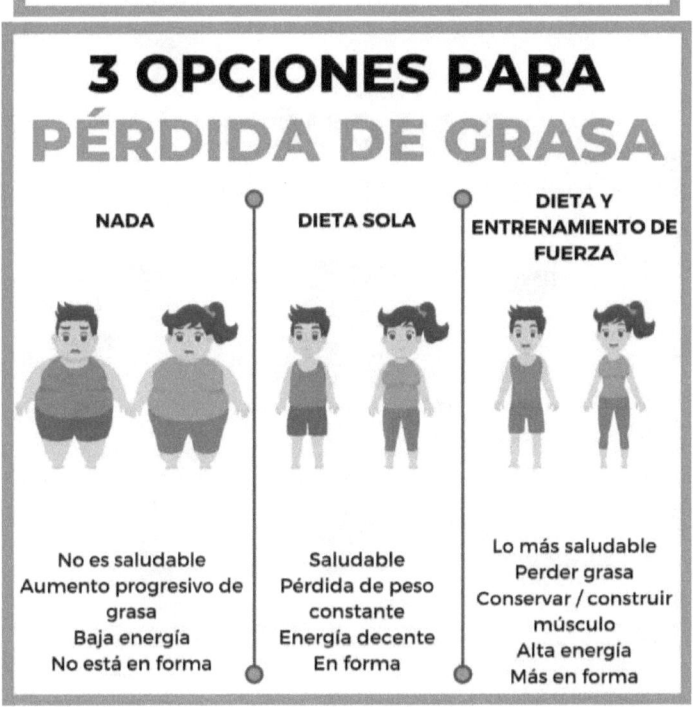

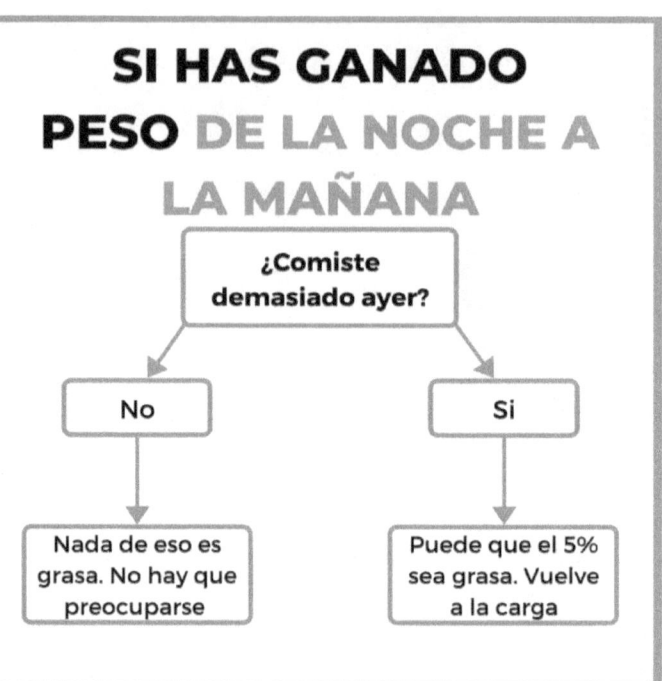
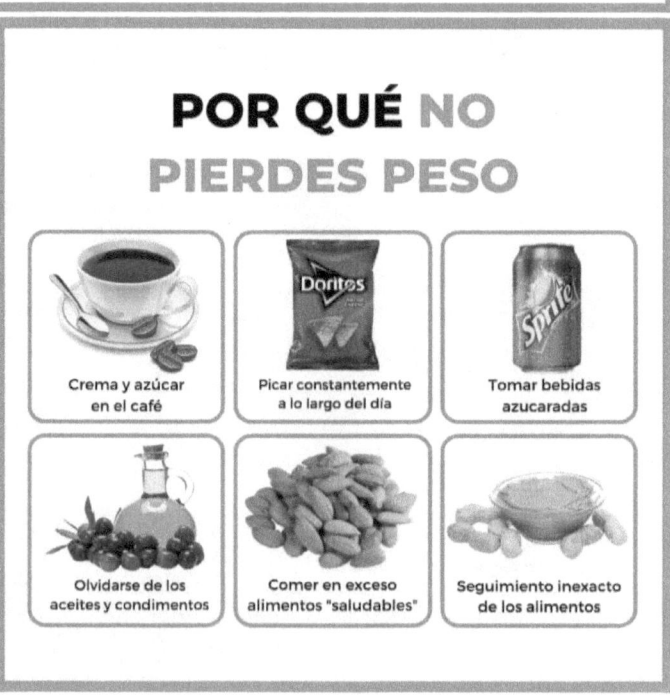

PERDER 4KG
EN UNA SEMANA

EXPECTATIVAS | REALIDAD

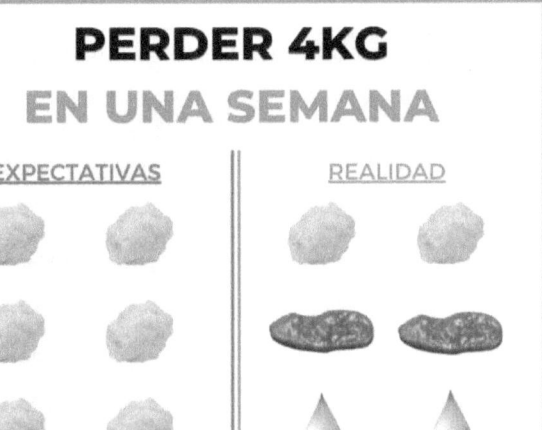

¿QUÉ ARROZ ES MEJOR PARA PERDER PESO?

ARROZ BLANCO | ARROZ INTEGRAL

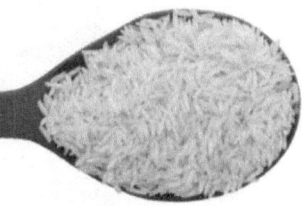 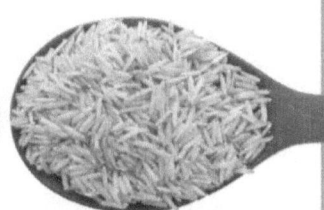

130 calorías
2,4 g de proteínas
0.2g Grasa
29g Carbohidratos
Delicioso

112 calorías
2,3 g de proteínas
0.8g Grasa
24g Carbohidratos
Delicioso

FORMAS DE QUEMAR CALORÍAS

- ▲ Pasee **a su perro**
- ▲ Aspirar **el pelo del perro todos los días**
- ▲ Esprints **en la colina**
- ▲ Saltar **en un trampolín**
- ▲ Ir de excursión
- ▲ Jugar al fútbol
- ▲ Trineo
- ▲ Esquí
- ▲ Esquiar, **pero sobre todo caerse y dar volteretas**
- ▲ Luchar **con tus hijos**
- ▲ Jugar **con su pareja**
- ▲ Tocar **intensamente la batería**
- ▲ Sustituir la alfombra, **lo que requiere mover todos los muebles**
- ▲ Recoger **algo del suelo mientras llevas a tu hijo**
- ▲ Caminar **con su hijo sobre los hombros**
- ▲ Esprintar **arrastrando a tus hijos en un carro detrás de ti**
- ▲ Arrancar el jardín
- ▲ Rastrillar **las hojas**
- ▲ Saltar **dentro de ellas (por supuesto)**
- ▲ 10k **pasos al día**
- ▲ Reírse **a carcajadas**
- ▲ Trabajar **los abdominales**

CÓMO MANTENERSE LLENO PARA PERDER PESO

MÁS DE ESTOS

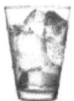
0 CALORÍAS

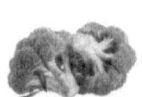
30 CALORÍAS

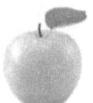
90 CALORÍAS

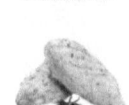
200 CALORÍAS

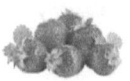
5 CALORÍAS

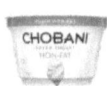
100 CALORÍAS

MENOS DE ESTOS

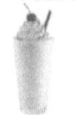
425 CALORÍAS

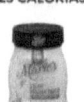
350 CALORÍAS

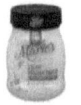
130 CALORÍAS

300 CALORÍAS

375 CALORÍAS

250 CALORÍAS

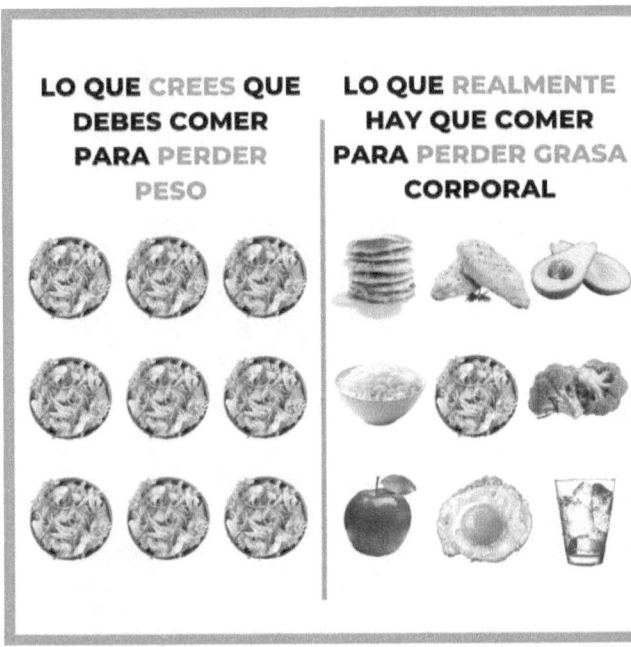

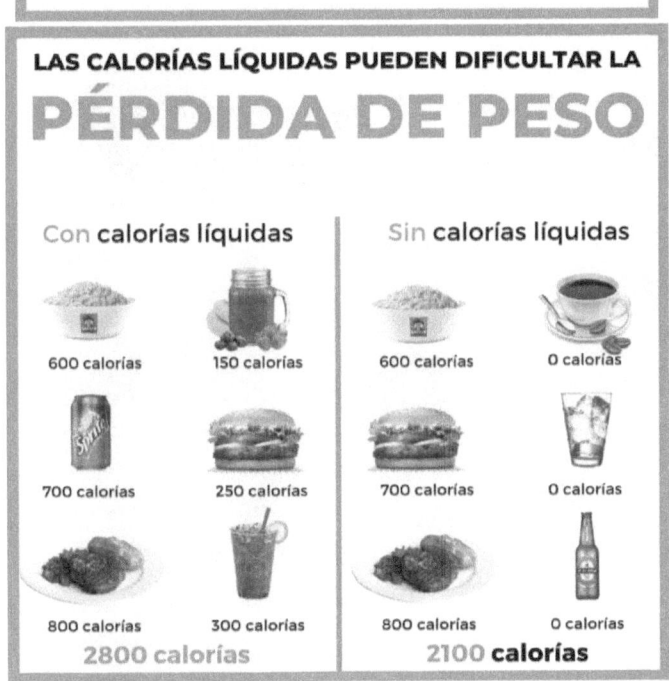

POR QUÉ NO ESTÁ EN UN
DÉFICIT DE CALORÍAS

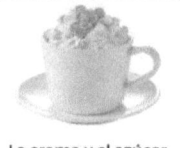
La crema y el azúcar en su café

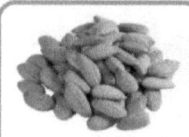
Comer en exceso alimentos saludables

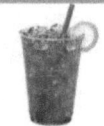
Facilidad para tomar bebidas azucaradas

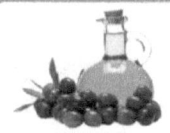
Olvidarse de los aceites y condimentos

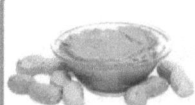
Inexactitud en el seguimiento de los alimentos

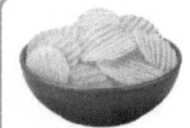
Comer a lo largo del día de forma consistente

¿COMER SANO PERO NO PODER PERDER PESO?

Come "sano"

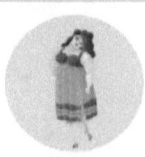

Pero come grandes porciones de estos alimentos "saludables"

Come "sano"

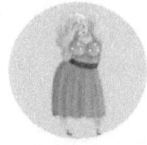

Pero se sale de la pista el fin de semana

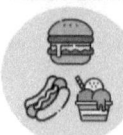

Come "sano"

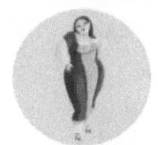

Pero no tiene en cuenta estas calorías

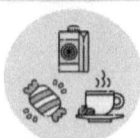

CARBOHIDRATOS

Lo que usted cree que son los carbohidratos	Pero estos son carbohidratos
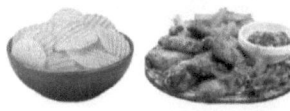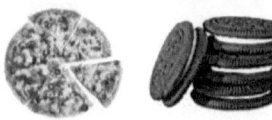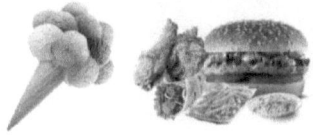	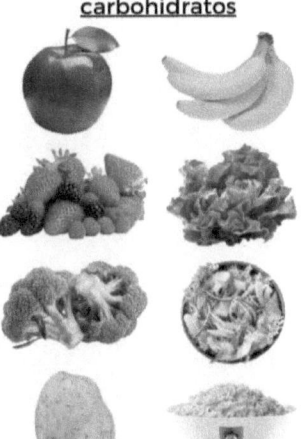

POR QUÉ GANA
¿1 KG DE LA NOCHE A LA MAÑANA?

 LO QUE PODRÍA HABER PASADO
- Has utilizado una báscula diferente
- Se ha pesado a una hora diferente
- Está reteniendo más agua
- No has hecho caca

 LO QUE NO OCURRIÓ
- Has ganado de 1 a 2 KG de pura grasa

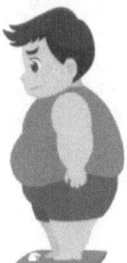

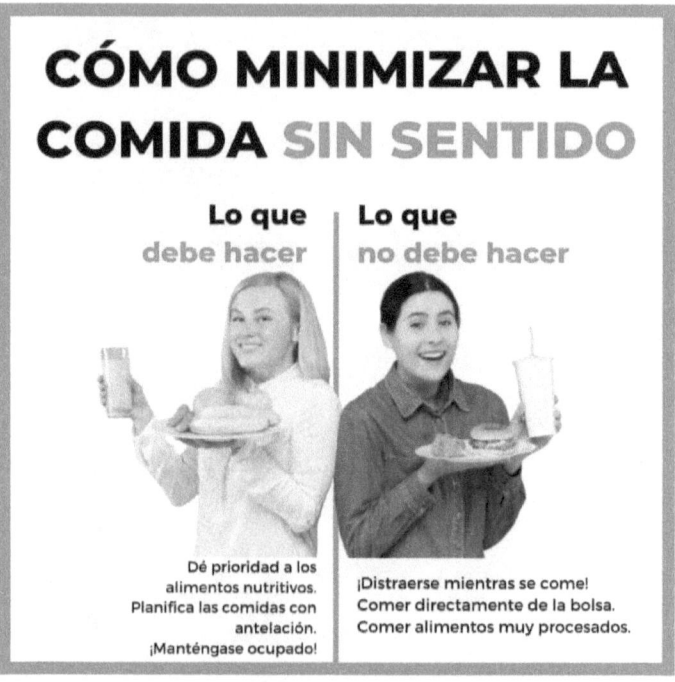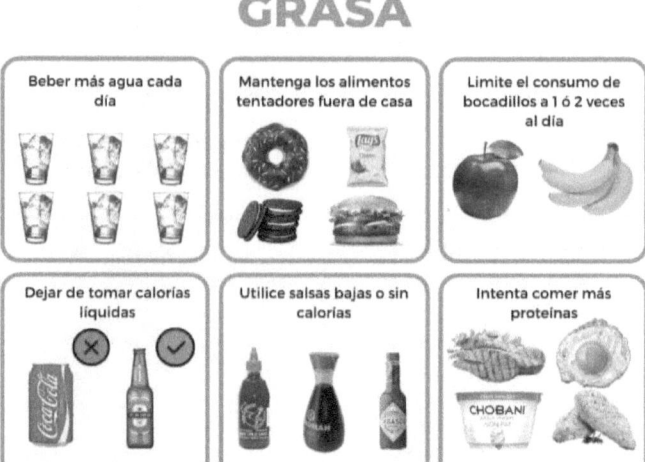

QUÉ PASA CUANDO
DIETA DE CHOQUE

LO QUE USTED CREE QUE SUCEDE

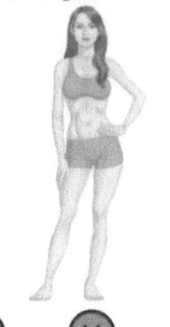

- **Perder peso** rápidamente
- **Sentirse y verse bien**
- **Mantenga** todo su peso

LO QUE REALMENTE SUCEDE

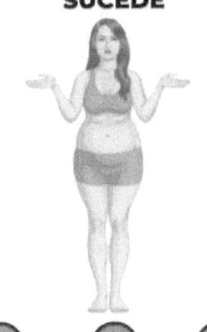

- **Siempre tienes** hambre
- **Te sientes c**ansado y débil
- **Vuelves a** ganar peso **después de haber terminado**

CONSEJOS PARA PERDER PESO EN LA OFICINA

- **Mantenga una** botella de agua **llena para mantenerse hidratado**
- **Lleva tu propio** almuerzo **al trabajo**
- **Come** frutas, verduras y proteínas
- **Dé un** paseo **durante los descansos**
- **Tome** bebidas sin calorías
- **Manténgase** ocupado y ocupado

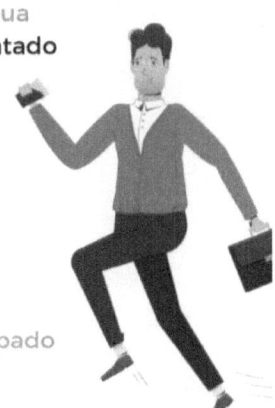

PERDER PESO

PERCEPCIÓN

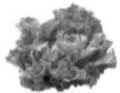 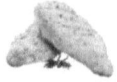

Llevar una dieta equilibrada

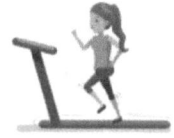

Workout like crazy

REALIDAD

Vigila lo que comes

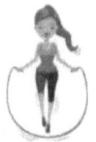

Become more active

6 DATOS SOBRE LA PÉRDIDA DE GRASA

 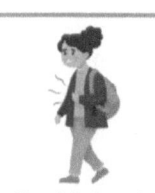 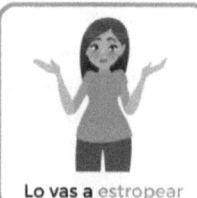

No será fácil | Tendrás hambre | Lo vas a estropear

  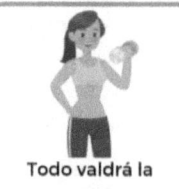

Hay que tener paciencia | Tienes que ser consistente | Todo valdrá la pena

CÓMO PERDER GRASA MÁS FÁCIL

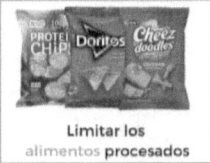
Limitar los alimentos **procesados**

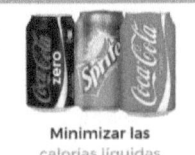
Minimizar las calorías líquidas

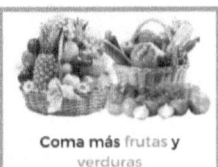
Coma más frutas y verduras

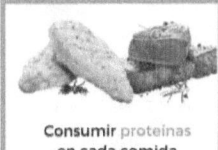
Consumir proteínas **en cada comida**

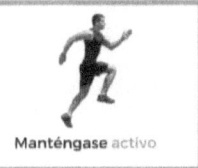
Manténgase activo

POR QUÉ NO PIERDES PESO

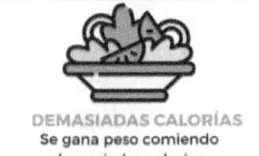
DEMASIADAS CALORÍAS
Se gana peso comiendo demasiadas calorías.

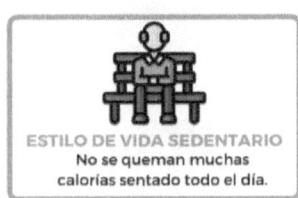
ESTILO DE VIDA SEDENTARIO
No se queman muchas calorías sentado todo el día.

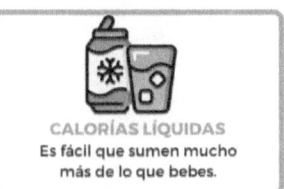
CALORÍAS LÍQUIDAS
Es fácil que sumen mucho más de lo que bebes.

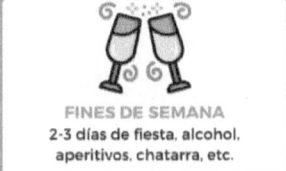
FINES DE SEMANA
2-3 días de fiesta, alcohol, aperitivos, chatarra, etc.

CÓMO PERDER
GRASA DEL VIENTRE

LA MANERA ESTÚPIDA

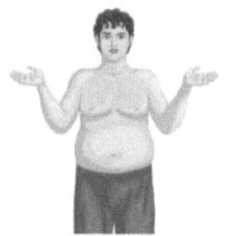

▼ Entrenar **principalmente los abdominales para reducir de forma puntual la grasa del vientre**
▼ Hacer **cardio en lugar de entrenar con pesas**
▼ Reducir **los carbohidratos porque son "malos".**
▼ Buscar **atajos**

LA MANERA CORRECTA

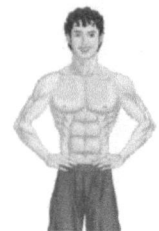

▼ Fortalecerse **en los movimientos compuestos**
▼ Consumir **muchas proteínas**
▼ Comer **con un déficit calórico**
▼ Ser paciente **y hacerlo a largo plazo**

CÓMO CONFIGURAR SU
DIETA DE ADELGAZAMIENTO

Encuentre su
Déficit calórico

Multiplica tu peso objetivo en libras por 12

Lento y constante gana la carrera. Sé como la tortuga.

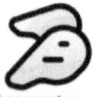

Encuentre su
Consumo de proteínas

Intente consumir entre 0,8 y 1,0 g de proteínas por cada kilo de peso corporal objetivo

Pollo, pescado, pavo, yogur, huevos.

Centrarse en
Los alimentos integrales

Principalmente se centra en las frutas, verduras, legumbres, etc. 80% del tiempo

Puedes disfrutar de golosinas y alimentos "divertidos" con moderación.

COMETE EL AGUA

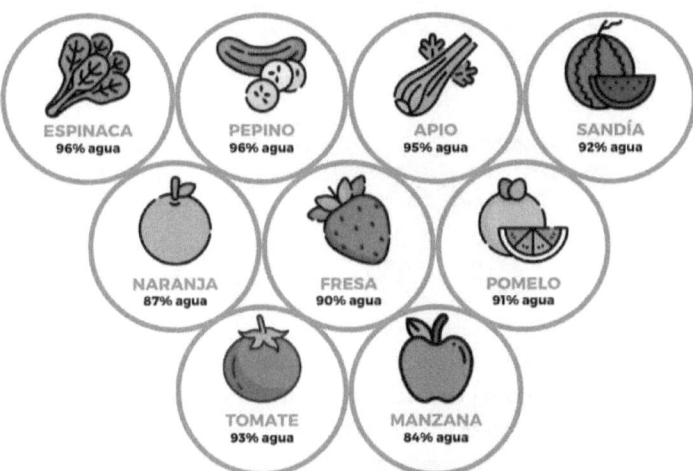

- ESPINACA 96% agua
- PEPINO 96% agua
- APIO 95% agua
- SANDÍA 92% agua
- NARANJA 87% agua
- FRESA 90% agua
- POMELO 91% agua
- TOMATE 93% agua
- MANZANA 84% agua

SIGUE GORDO PERDER GRASA

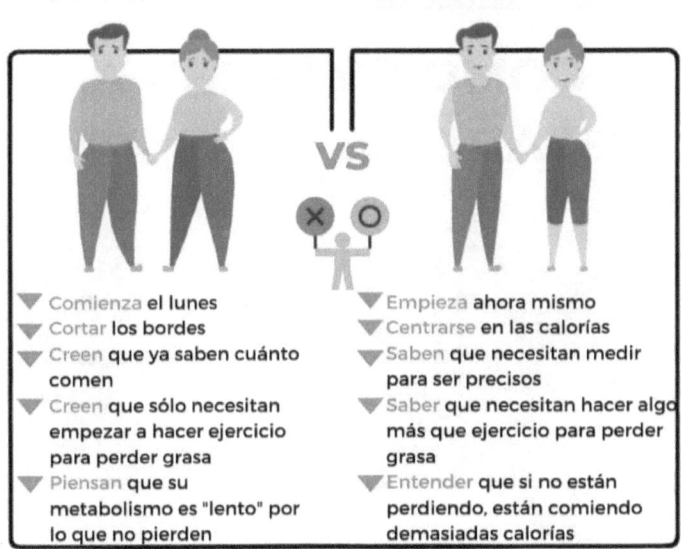

- Comienza el lunes
- Cortar los bordes
- Creen que ya saben cuánto comen
- Creen que sólo necesitan empezar a hacer ejercicio para perder grasa
- Piensan que su metabolismo es "lento" por lo que no pierden

- Empieza ahora mismo
- Centrarse en las calorías
- Saben que necesitan medir para ser precisos
- Saber que necesitan hacer algo más que ejercicio para perder grasa
- Entender que si no están perdiendo, están comiendo demasiadas calorías

PERDER GRASA POR CAMINANDO

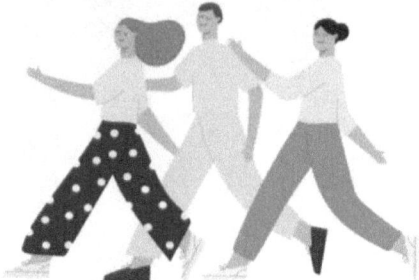

Quemar calorías **sin mucho apetito.**
Ponerse al día **con los amigos y la familia.**
Escuchar un podcast **o un audiolibro.**
Aliviar el estrés.
Pensar y reflexionar **sobre la vida.**

CÓMO EMPEZAR A ESTAR MÁS EN FORMA

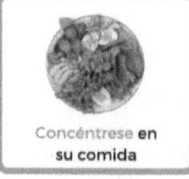

Concéntrese **en su comida**

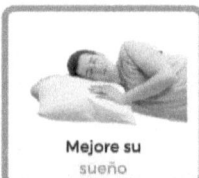

Mejore su sueño

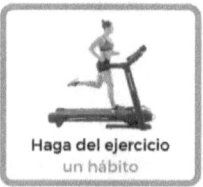

Haga del ejercicio un hábito

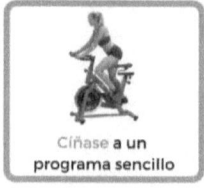

Cíñase **a un programa sencillo**

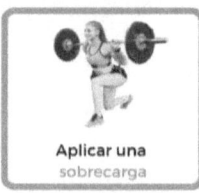

Aplicar una sobrecarga

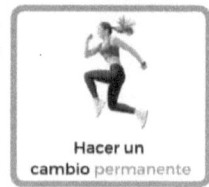

Hacer un **cambio** permanente

MENTALIDAD DE LA DIETA

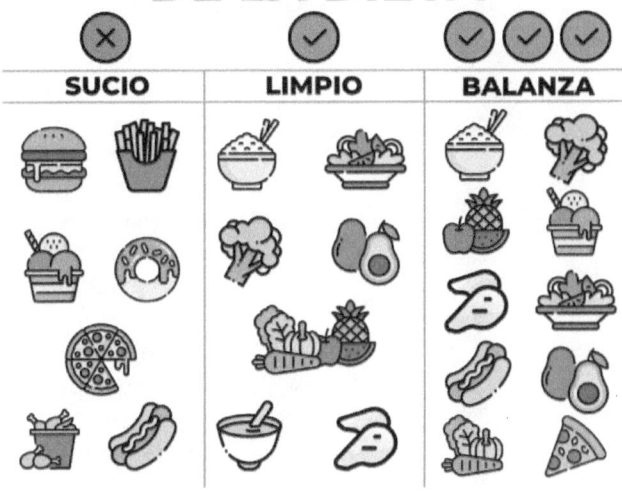

FUENTES DE PROTEÍNAS BARATAS

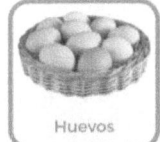 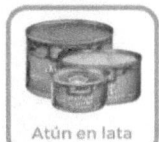 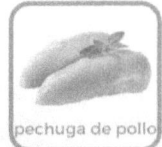
Huevos — Atún en lata — pechuga de pollo

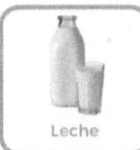 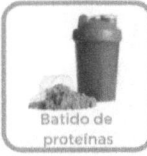
Leche — Batido de proteínas

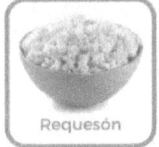 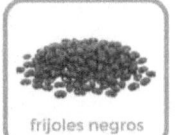 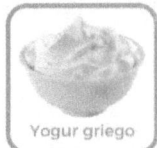
Requesón — frijoles negros — Yogur griego

7 CONSEJOS PARA PERDER PESO QUE PUEDES EMPEZAR HOY MISMO

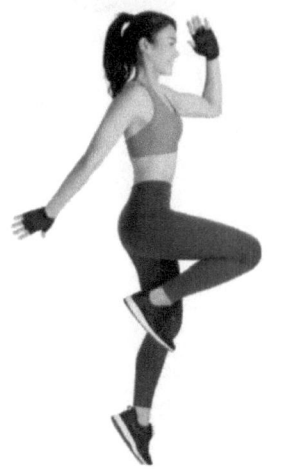

- Beber **mucha agua**
- Coma **muchas proteínas**
- Coma **más frutas y verduras**
- Limite **las calorías líquidas**
- Duerma **lo suficiente**
- Manténgase **ocupado**
- Haga **ejercicio durante la semana**

ALIMENTOS QUE FACILITAN EL EJERCICIO FÍSICO

Alimentos precocinados	Productos congelados	Aperitivos rápidos	Golosinas
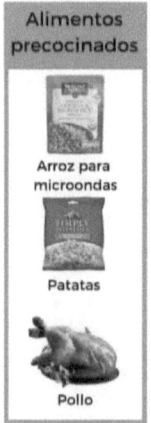	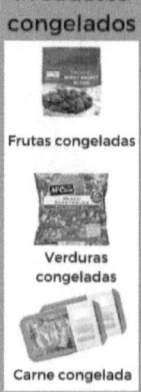	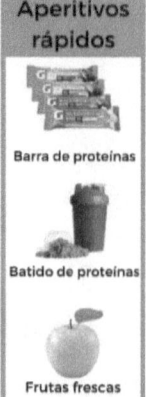	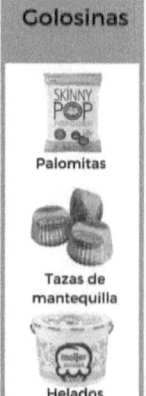
Arroz para microondas	Frutas congeladas	Barra de proteínas	Palomitas
Patatas	Verduras congeladas	Batido de proteínas	Tazas de mantequilla
Pollo	Carne congelada	Frutas frescas	Helados

CÓMO FACILITAR LA PÉRDIDA DE GRASA

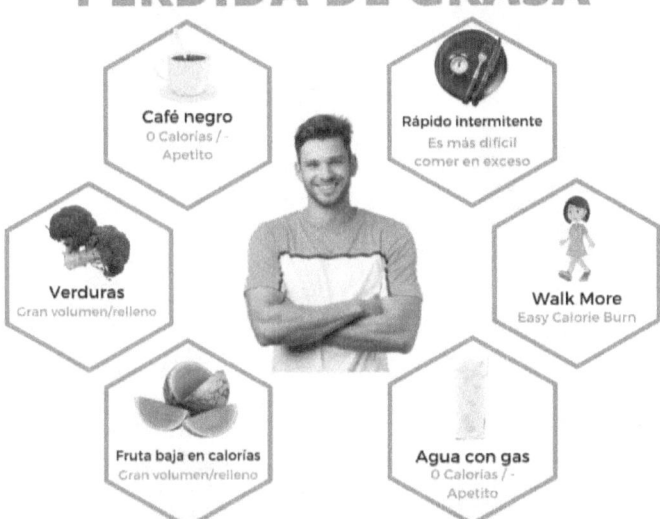

- **Café negro** — 0 Calorías / - Apetito
- **Rápido intermitente** — Es más difícil comer en exceso
- **Verduras** — Gran volumen/relleno
- **Walk More** — Easy Calorie Burn
- **Fruta baja en calorías** — Gran volumen/relleno
- **Agua con gas** — 0 Calorías / - Apetito

GUÍA SENCILLA DE COMIDAS PARA ADELGAZAR

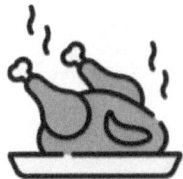 +  +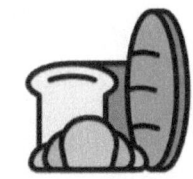

PROTEÍNA	VEGGIES	CARBOHIDRATOS
PECHUGA DE POLLO	BROCCOLI	ARROZ BLANCO
MUSLO DE POLLO	ZUCCHINI	ARROZ INTEGRAL
SUELO TURQUÍA	SQUASH	PATATA DULCE
HUEVOS BLANCOS	PEPPERS	PATATATA PLANA
SALMÓN	ASPARAGUS	AVENA
BUEY LEAN	ENSALADA	QUINOA
CAMARÓN	CARROTS	GRANOS ENTEROS
TOFU	TOMATES	COUSCOUS

ALIMENTOS PARA PERDER GRASA

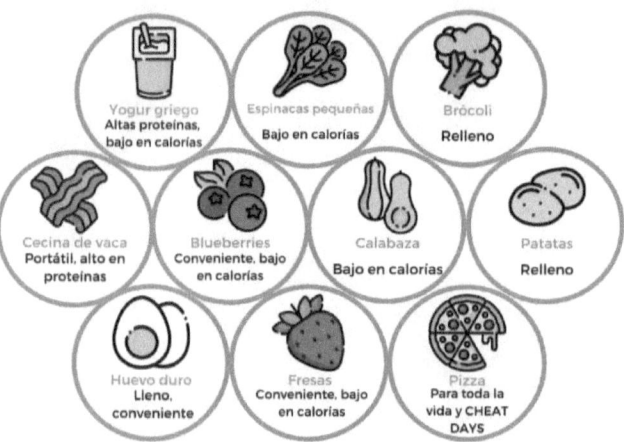

POR QUÉ HAS GANADO PESO DE LA NOCHE A LA MAÑANA

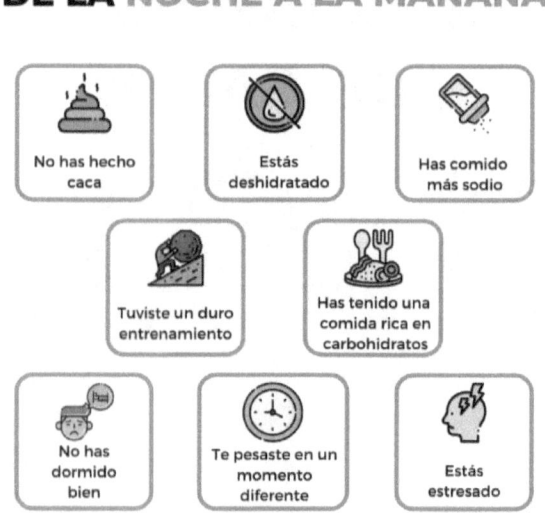

OPCIONES PROTEICAS PARA PERDER PESO

CARNE	VEGAN	FISH	TASTY	QUICK
Bistec	Tofu	Camarones	Huevos	Barra de proteínas
Bisonte	Frijoles	Tilapia	Hamburgesa	Batido de proteínas
Pavo	Queso	Salmón	Bacon	Atún
Pollo	Edamame	Vieiras	Yogurt	Cecina de vaca

TRUCO PARA PERDER GRASA
COMER MÁS ALIMENTOS DE GRAN VOLUMEN

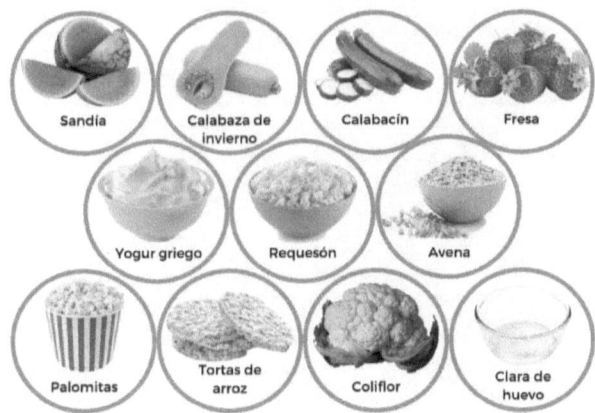

Sandía · Calabaza de invierno · Calabacín · Fresa · Yogur griego · Requesón · Avena · Palomitas · Tortas de arroz · Coliflor · Clara de huevo

FUENTES DE GRASAS SALUDABLES
PARA PERDER PESO

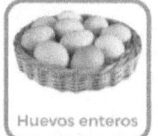 Huevos enteros
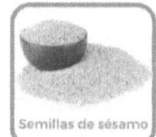 Semillas de sésamo
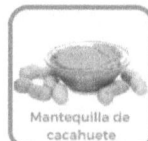 Mantequilla de cacahuete
 Aguacate
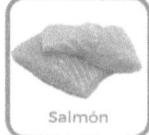 Salmón
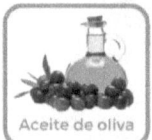 Aceite de oliva
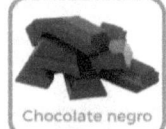 Chocolate negro
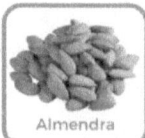 Almendra

FUENTES DE CARBOHIDRATOS
PARA PERDER PESO

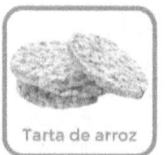 Tarta de arroz
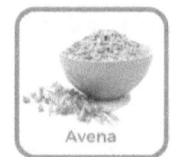 Avena
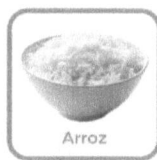 Arroz
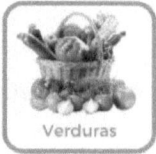 Verduras
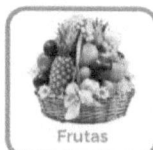 Frutas
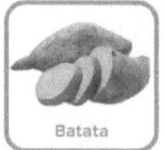 Batata
 Pasta
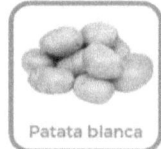 Patata blanca

FUENTES DE PROTEÍNAS
PARA PERDER PESO

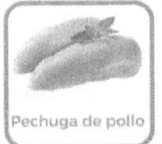
Pechuga de pollo

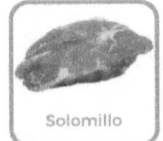
Solomillo

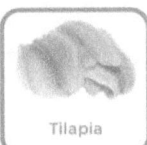
Tilapia

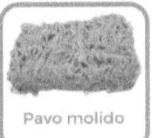
Pavo molido

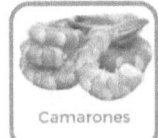
Camarones

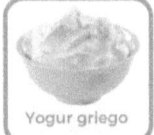
Yogur griego

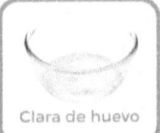
Clara de huevo

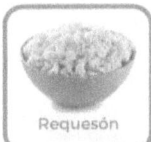
Requesón

ALIMENTOS RICOS EN FIBRA
PARA PERDER PESO

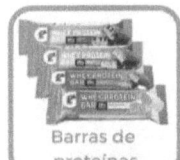
Barras de proteínas

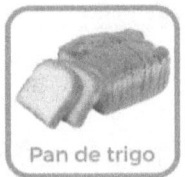
Pan de trigo

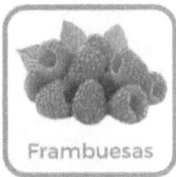
Frambuesas

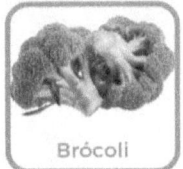
Brócoli

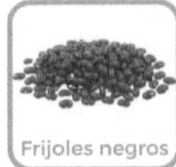
Frijoles negros

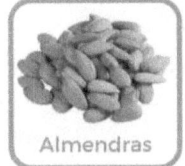
Almendras

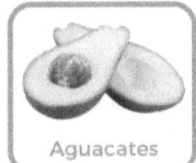
Aguacates

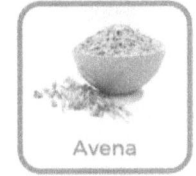
Avena

PROTEÍNA VEGANA

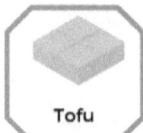 Tofu
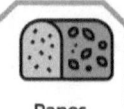 Panes
 Arroz integral
 Guisantes
 Nueces
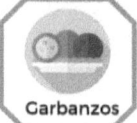 Garbanzos
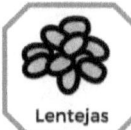 Lentejas
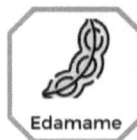 Edamame
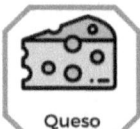 Queso
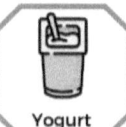 Yogurt
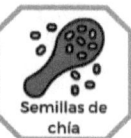 Semillas de chía

QUÉ LECHE ES MEJOR PARA PERDER PESO

VACA
(225 Gramos)

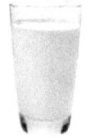

Cal - 150
Grasa - 8.1 g
Proteína - 8 g
Azúcar- 12 g

SOJA
(225 Gramos)

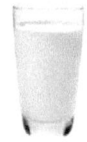

Cal - 110
Grasa - 4.5 g
Proteína - 8 g
Azúcar- 6 g

ALMENDRA
(225 Gramos)

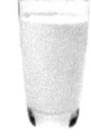

Cal - 30
Grasa - 2.5 g
Proteína - 1 g
Azúcar- 0 g

POTENCIADOR DEL METABOLISMO
ZUMO PARA ADELGAZAR

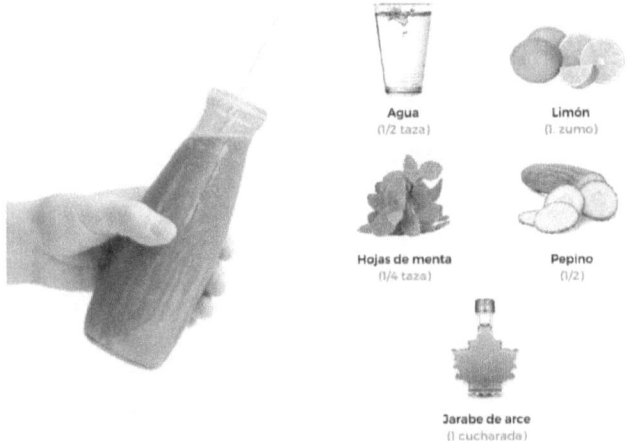

- Agua (1/2 taza)
- Limón (1 zumo)
- Hojas de menta (1/4 taza)
- Pepino (1/2)
- Jarabe de arce (1 cucharada)

CÓMO PERDER
PESO

- CARDIO
- Gasto Calórico
- SUEÑO/ESTRÉS
- ENTRENAMIENTO DE FUERZA
- INGESTA DE PROTEÍNAS
- DÉFICIT DE CALORÍAS

Parte VIII. El gran poder de la mente y la motivación

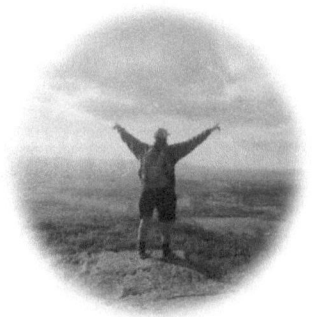

La motivación es el inicio de toda actividad, de todo cambio de todo plan de acción; es esa energía interna que nos impulsa a buscar el objetivo. Descubre en las próximas páginas los consejos para mantenerte siempre motivado y utilizar tu potencial para conseguir tus metas.

Mentalidad de crecimiento vs Mentalidad limitante

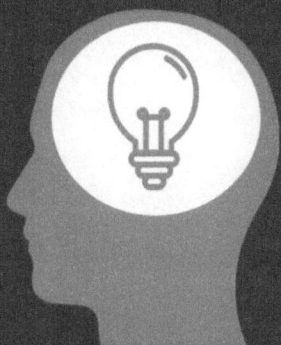 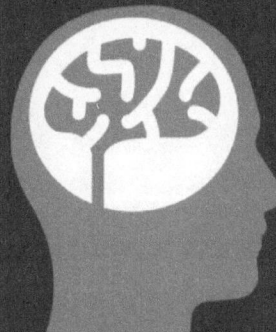

- Percibes el fracaso como una oportunidad para crecer
- Te gusta probar cosas nuevas
- Aceptas los retos
- Aceptas las críticas de forma constructiva

- Ves el fracaso como el límite de tus capacidades
- Te aferras a tus viejos hábitos
- No sales de tu zona de confort
- Te tomas las críticas como algo personal

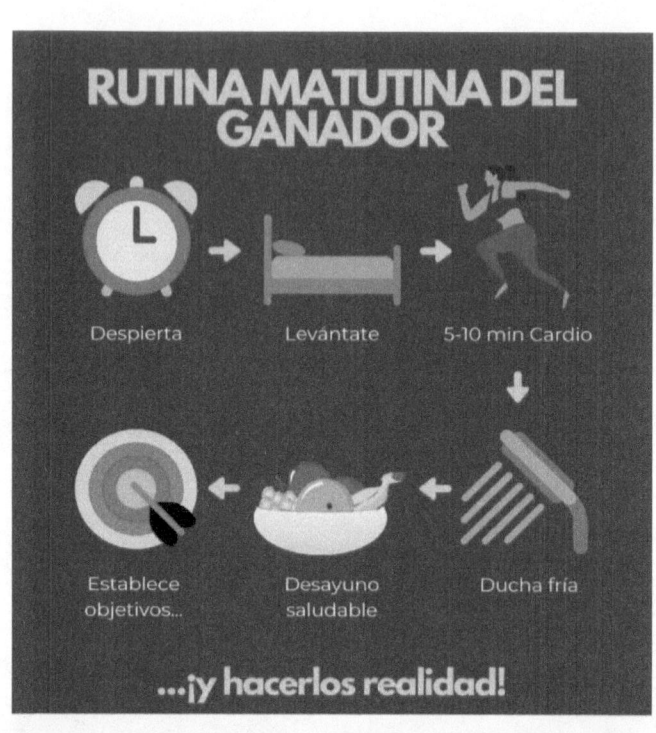
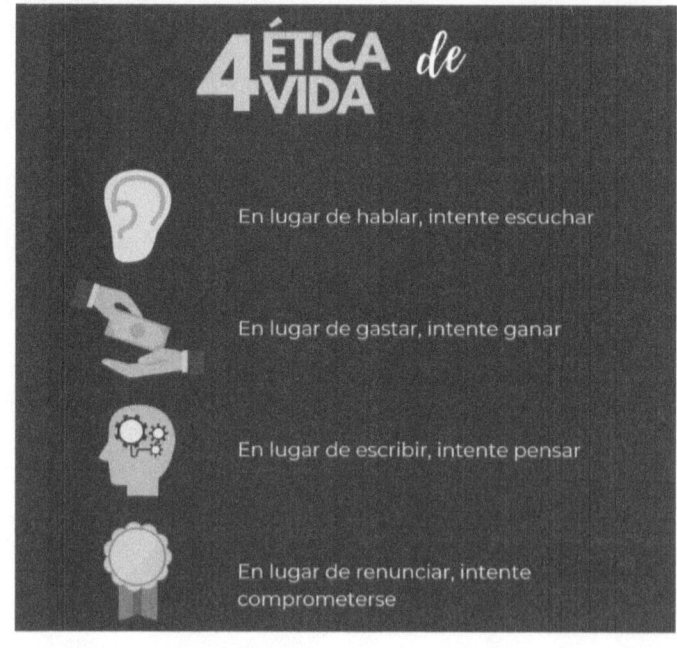

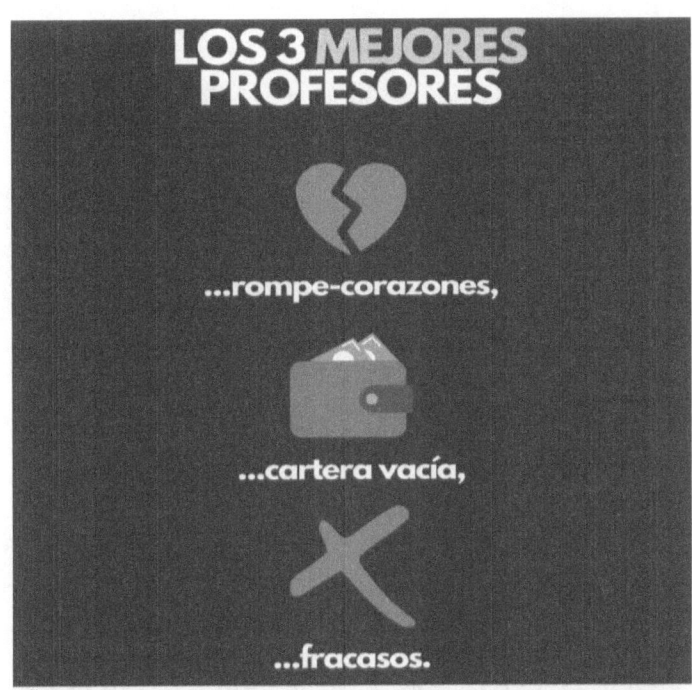
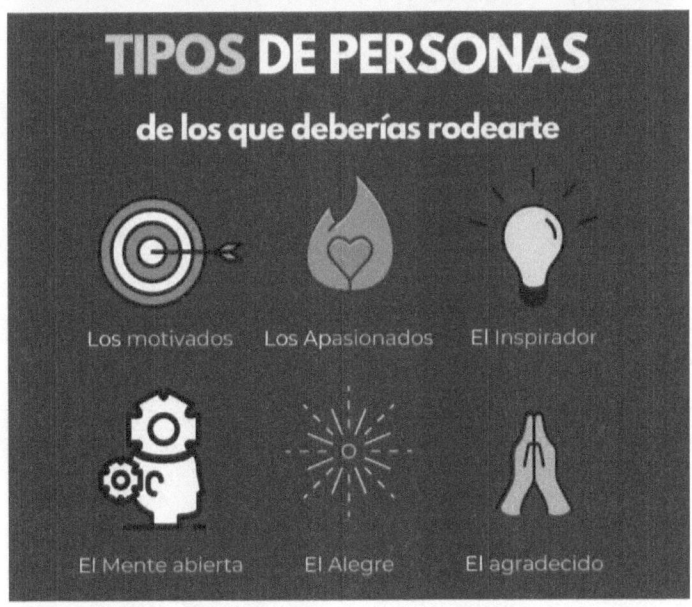

5 COSAS QUE NO DEBES DECIR para tener éxito

1. No puedo...
2. Lo haré mañana...
3. No tengo tiempo...
4. No es justo...
5. Sólo tienen suerte...

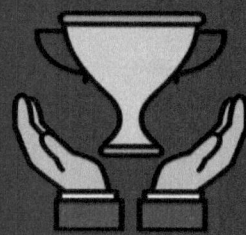

NECESITAS AFICIONES

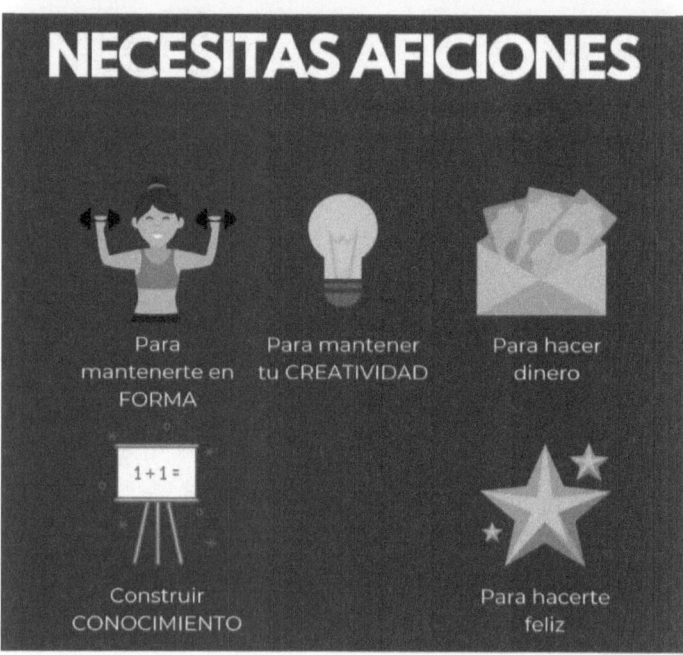

Para mantenerte en FORMA

Para mantener tu CREATIVIDAD

Para hacer dinero

Construir CONOCIMIENTO

Para hacerte feliz

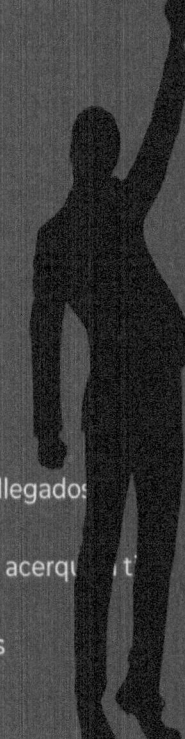

20 formas de invertir en TI MISMO

1. Comer alimentos saludables
2. Aprenda a cocinar
3. Despiértate temprano
4. Gestiona mejor tu tiempo
5. Sigue una rutina
6. Invierta su dinero
7. Desafíate a ti mismo
8. Perdone a los demás
9. Visualice sus objetivos
10. Tomar notas
11. Ahorre su dinero
12. Leer libros
13. Aprender cosas por Internet
14. Mantener el contacto con los allegados
15. Hacer ejercicio a diario
16. No dejes que la gente tóxica se acerque a ti
17. Planifica tus días
18. Aprende más habilidades útiles
19. Bebe menos
20. Disfruta de tu vida

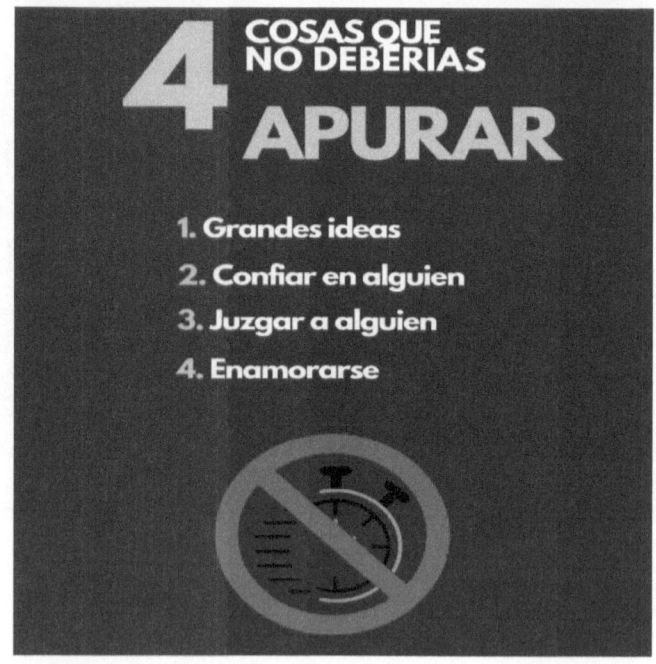

CÓMO MEJORAR

1. Aprende de los mejores
2. Saber cuándo callar y escuchar
3. Hacer preguntas para adquirir conocimientos
4. Aprender de tus errores
5. Tener un objetivo claro
6. Enseñar a otros

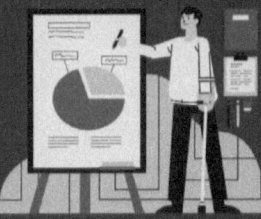

ESCRIBA SUS OBJETIVOS!

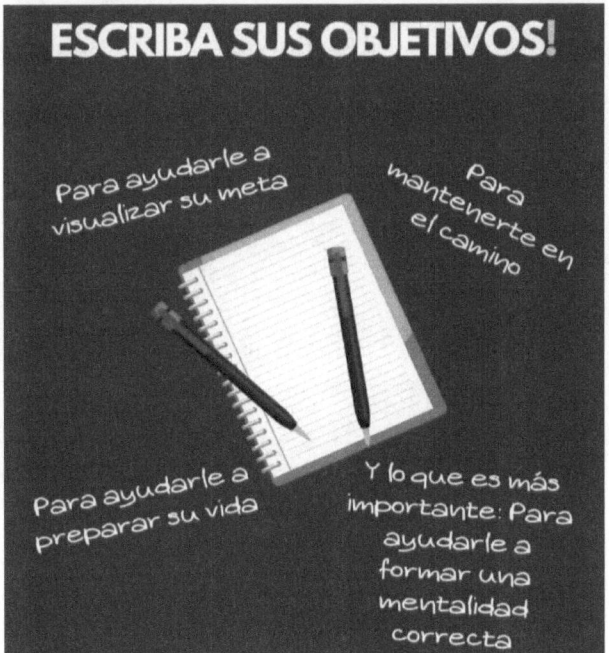

Para ayudarle a visualizar su meta

Para mantenerte en el camino

Para ayudarle a preparar su vida

Y lo que es más importante: Para ayudarle a formar una mentalidad correcta

FORMAS FÁCILES DE PRACTICAR LA GRATITUD

1. Ver los aspectos positivos
En cada fracaso hay una lección que aprender.

2. Mantenga sus relaciones
Pasa tiempo con tus seres queridos; aprende de ellos y enséñales.

3. No tengas miedo de hacer cumplidos
Hacer saber a alguien que ha tenido un impacto positivo en su vida eleva su moral.

4. Ayudar a los demás en sus objetivos
Ayuda a los demás y puede que recibas ayuda cuando la necesites.

FORMAS FÁCILES PERO EFECTIVAS
DE ALCANZAR TUS OBJETIVOS

1. Mantener la concentración
Lo primero es lo primero. Haz lo "otro" después.

2. Planificar el día anterior
Tenga un plan sólido sobre qué, cuándo y cómo hacerlo.

3. Eliminar las distracciones
Silencia tu teléfono, cambia de entorno, etc. Asegúrate de no distraerte.

4. Empezar a hacer ahora mismo
No lo hagas "más tarde". Empieza a prepararte ahora mismo.

ENCONTRAR LA CORRECTA MENTALIDAD

1. No te distraigas
2. Escriba sus objetivos
3. No dejes que los demás te arrastren
4. No dejes que los demás te arrastren
5. Empezar a hacer

5 RAZONES POR LAS QUE DEBERIAS DEBE OBTENER UN HOBBY

1. Los pasatiempos son una gran manera de aliviar el estrés
2. Las aficiones te ofrecen nuevos retos
3. Las aficiones te permiten crecer como ser humano
4. Las aficiones te proporcionan una perspectiva más amplia
5. Las aficiones pueden convertirse en ingresos

6 OPCIONES PARA MEJORAR TU BIENESTAR

- Hacer ejercicio en lugar de ver la televisión
- Di no a la comida basura
- Controle su estrés
- Arregla tus hábitos de sueño
- Manténgase positivo
- Beber menos alcohol

6 MANERAS DE MANTENERSE POSITIVO

1. **Escucha la música** que suena como quieres sentir

2. **Lleva un diario de agradecimiento** para no perder de vista tus pensamientos positivos

3. **Intenta ver lo** positivo en lo negativo

4. **Demuestre su gratitud** diciendo "gracias" más a menudo

5. **Está demostrado que meditar** mejora el estado de ánimo y disminuye el estrés

6. **Sigue tus sueños.** Haz algo que te apasione

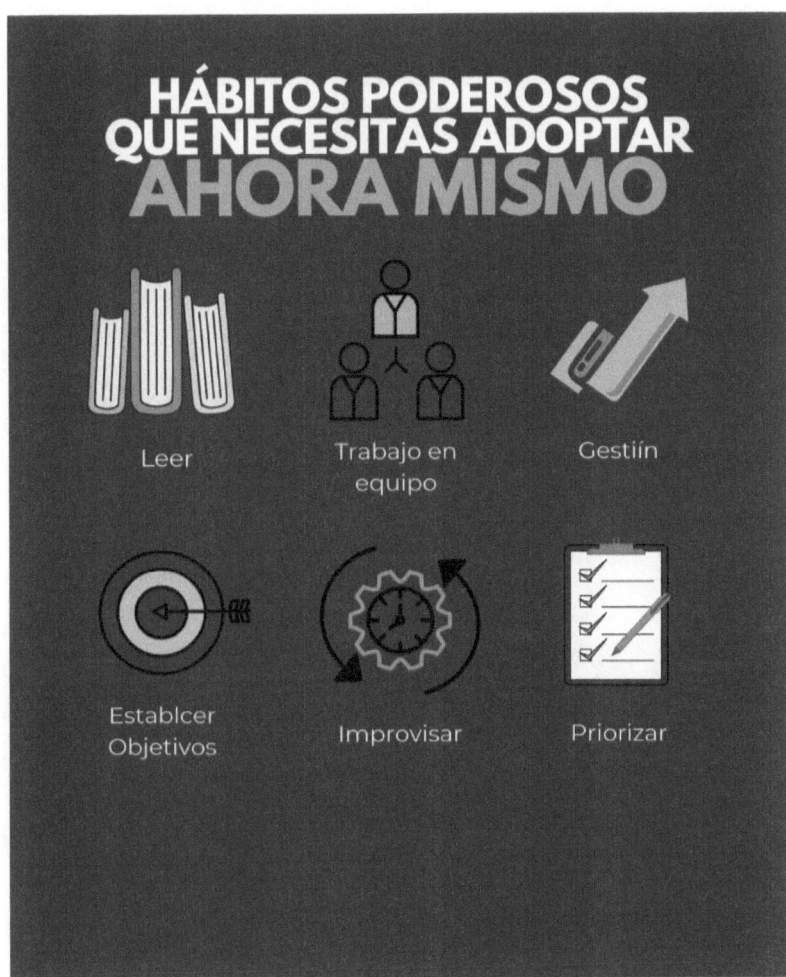

20 TIPS
superación personal

1. Crear un plan de comidas
2. Dormir bien lo suficiente
3. Centrarse en el desarrollo de la fuerza más que en la delgadez
4. Consumir suficientes vitaminas
5. Beber suficiente agua
6. Establecer objetivos de relación
7. Aprenda a argumentar
8. Gastar menos de lo que se gana
9. Salir de la deuda
10. El trabajo que te llena
11. Tomar positivamente los comentarios constructivos
12. Desarrollar habilidades de liderazgo
13. Encuentre una manera de expresar su gratitud diariamente
14. Dejar de ser perfeccionista
15. Evaluar sus experiencias
16. Mantener la motivación
17. Empezar a meditar
18. Salga de su zona de confort
19. Fijar objetivos
20. Cree una rutina matutina que realice antes del trabajo

5 FORMAS DE MANTENERSE MOTIVADO

1. Escriba sus objetivos
2. Rodéate de gente que te apoye
3. Establezca varios objetivos más pequeños en lugar de un gran objetivo
4. Dedica tu tiempo a aprender algo nuevo
5. Recuerda que debes cuidarte

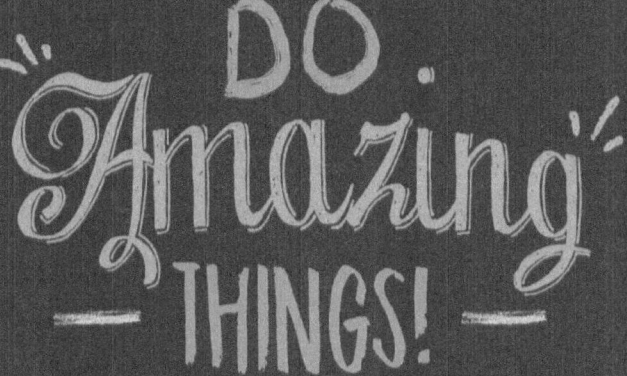

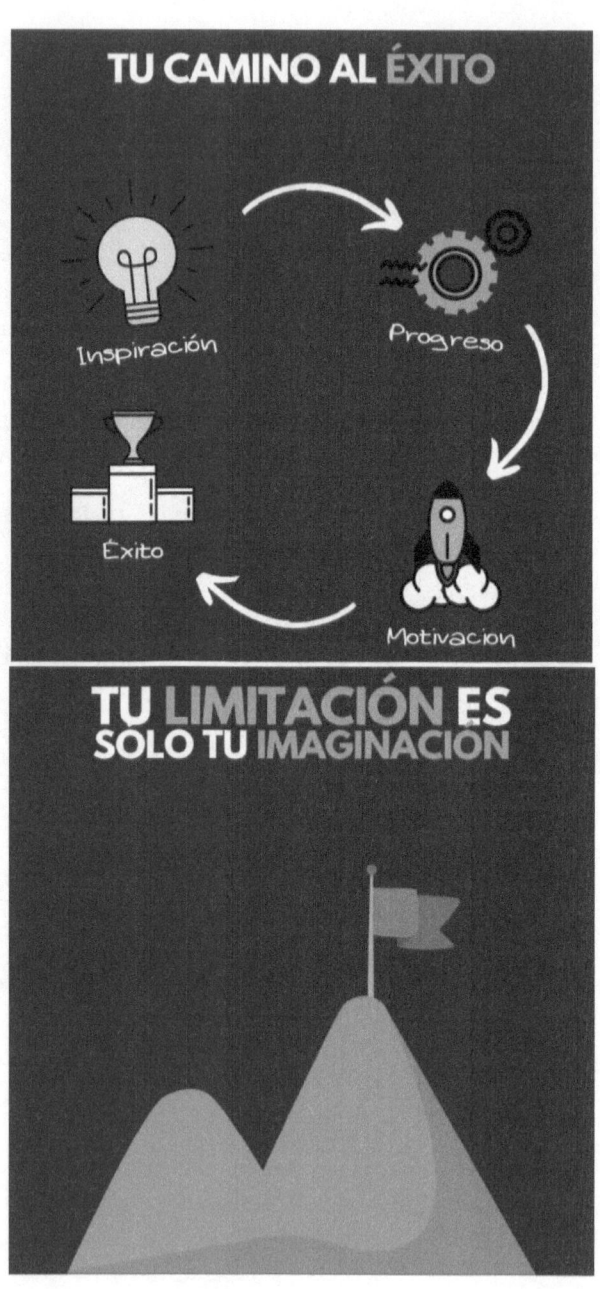

SIEMPRE QUE TE SIENTAS DERROTADO...

Date espacio para sentir, y luego establece un plazo para superarlo.

Encuentra el sentido. En lugar de rendirte, **vuelve a conectarte con tu antiguo yo..**

Apóyate en tus redes. Motívate **con los demás**

Sepa que en la derrota se encuentra lo más hermoso: su crecimiento.

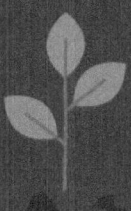

5 RAZONES POR LAS QUE NECESITAS BEBER MÁS AGUA

1. Rehidrata el cuerpo
2. Elimina las toxinas
3. Mejora el metabolismo
4. Aumenta la capacidad cerebral
5. Refuerza el sistema inmunitario

Todo ello te mantiene MOTIVADO.

5 CONSEJOS DE BIENESTAR
PARA MANTENERTE MOTIVADO

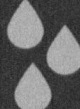 1. Beber suficiente agua

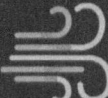 2. Tomar aire fresco

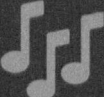 3. Escuchar música para mantener el estado de ánimo

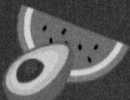 4. Comer más verduras y frutas

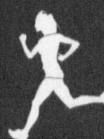 5. Ejercicio diario

ELEGIR UN OBJETIVO QUE LE INTERESE

Es mucho más probable que te mantengas motivado si te esfuerzas por alcanzar un objetivo que realmente quieres lograr.

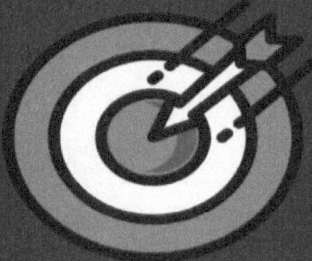

ROMPER SU OBJETIVO

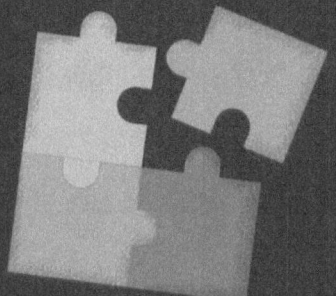

Empieza con tareas más sencillas y ve subiendo hasta llegar a retos mayores.

RECOMPENSARSE A SÍ MISMO
PARA MANTENER LAS COSAS AGRADABLES

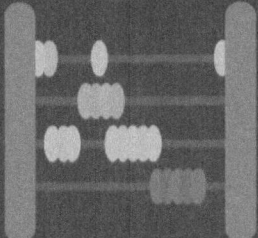

Recompénsate por completar un paso en lugar de ir a por un trozo demasiado grande **cada vez**. De este modo, podrás mantener la motivación a largo plazo.

LAS PREGUNTAS QUE DEBE
PREGUNTARSE

1. ¿Qué le motiva ahora mismo?

2. ¿Está abierto a nuevas experiencias?

3. ¿Qué ha aprendido que pueda poner en práctica?

4. ¿Quieres estar más motivado?

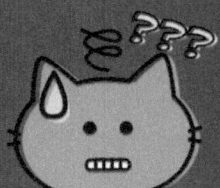

LOS DOS TIPOS DE MOTIVACIÓN

POSITIVO

Te centras en las cosas positivas para terminar una tarea. Por ejemplo: "Seré una persona mucho mejor por haber completado esta tarea".

NEGATIVO

Te centras en las cosas negativas por no terminar una tarea. Por ejemplo: "Me despedirán por no terminar esta tarea".

COSAS QUE PUEDES HACER AHORA PARA AUMENTAR TU MOTIVACIÓN

1. Escriba sus objetivos
2. Planifica cómo te recompensarías a ti mismo
3. Cuéntale a alguien tus objetivos
4. Actúa.

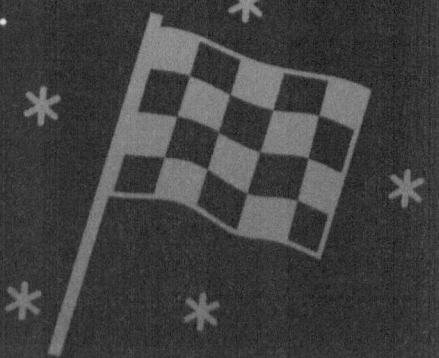

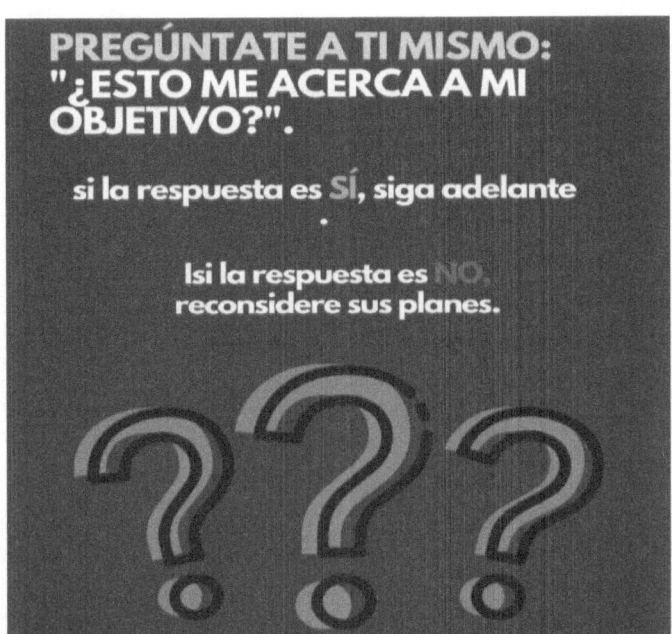
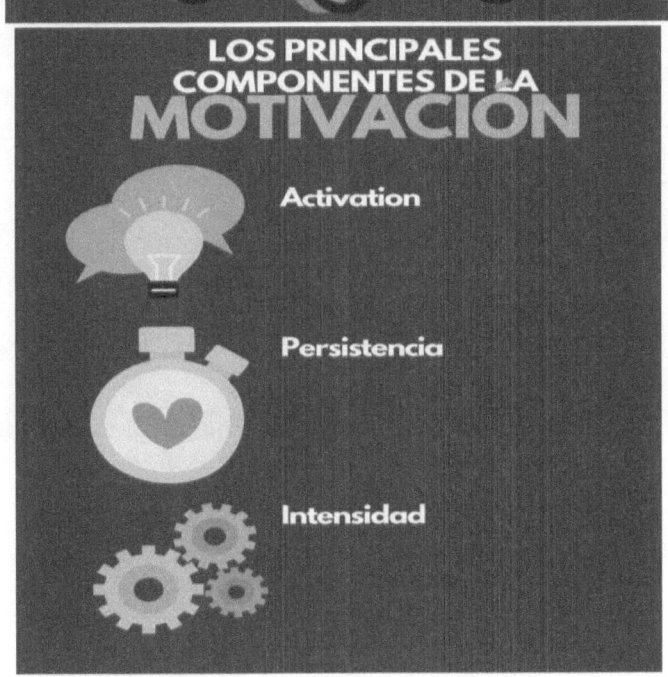

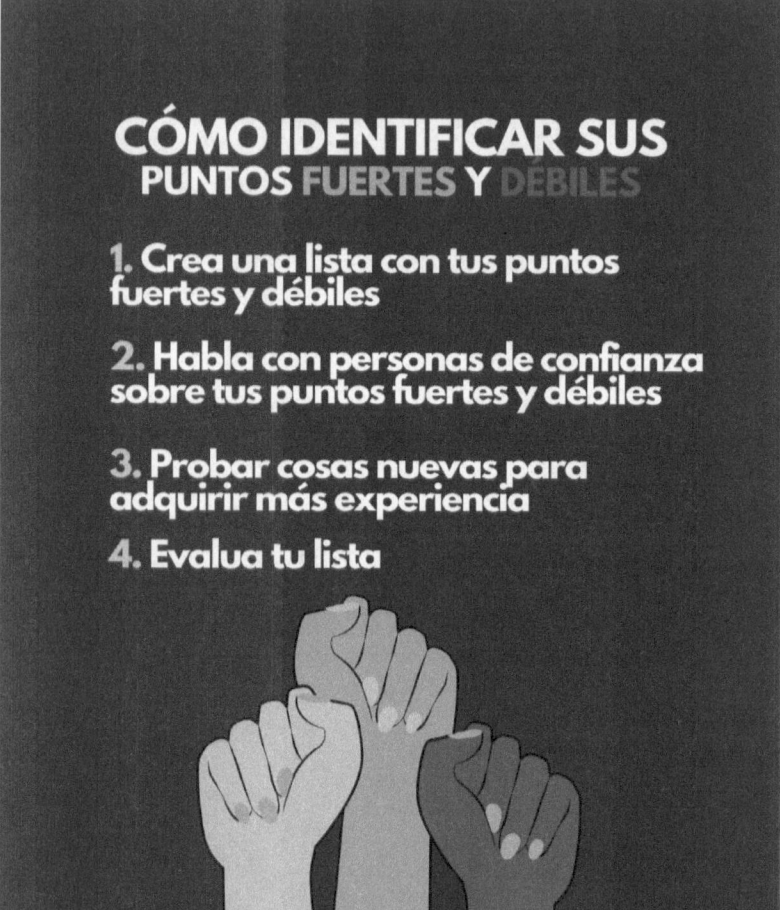

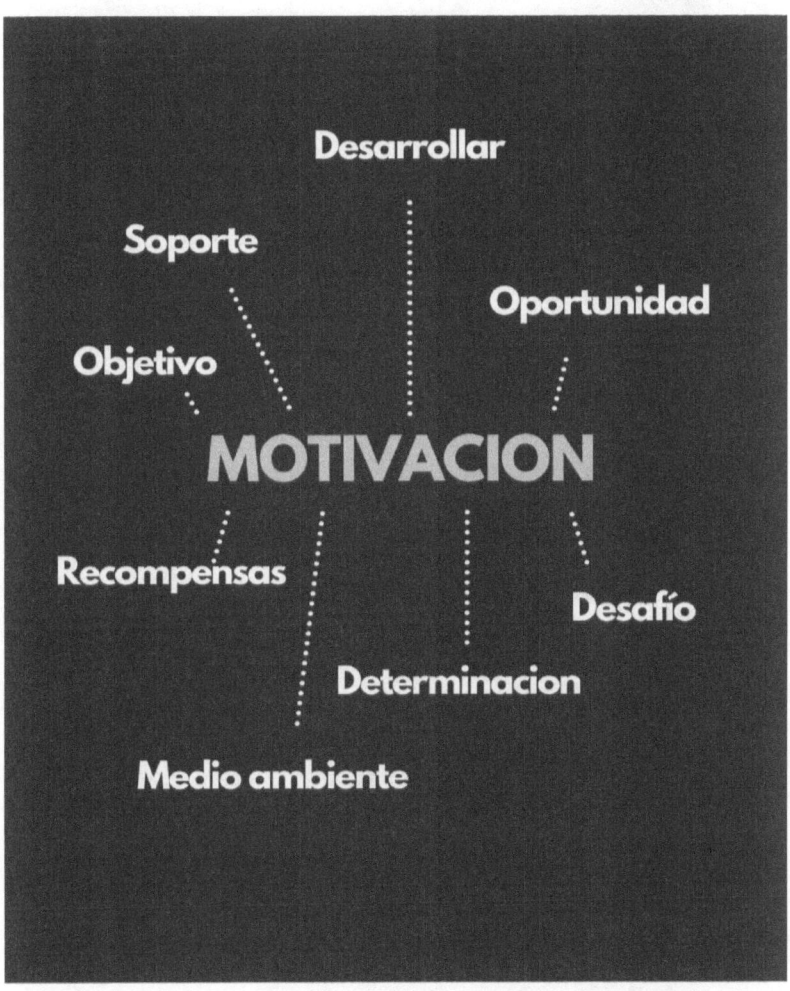

SE SU PROPIO ENTRENADOR

Si crees que vas a fracasar o tener éxito **tienes razón.**

TUS OPORTUNIDADES

ESTÁN LLAMANDO

¿RESPONDERÁS?

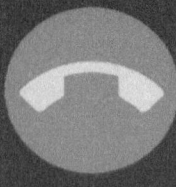 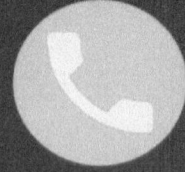

Rechazas   Aceptas

HAGA E.M.A.R.B OBJETIVOS

S — **Específico** - Su objetivo es detallado, directo y significativo

M — **Medible** - Su objetivo es cuantificable para seguir el progreso

A — **Alcanzable** - Su objetivo es realista

R — **Relevante** - Su objetivo se alinea con su misión

T — **Basado en el tiempo** - Su objetivo tiene una fecha límite

SI NO TE SIENTES MOTIVADO ENTONCES ACTÚA COMO TAL

Puedes engañar a tu cerebro para que piense que está motivado simplemente actuando como tal. Inténtalo.

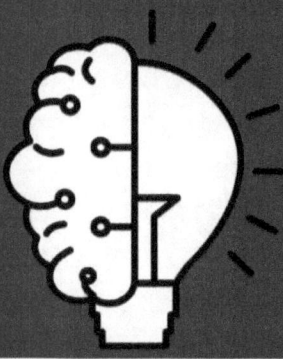

NO TE COMPARES CON LOS DEMÁS

Compara sólo contigo mismo. Haz un seguimiento de tus progresos para ver los resultados desde entonces hasta ahora; esto te mantendrá motivado.

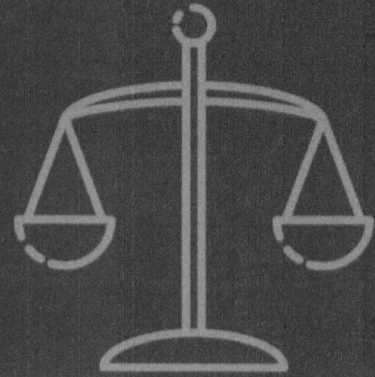

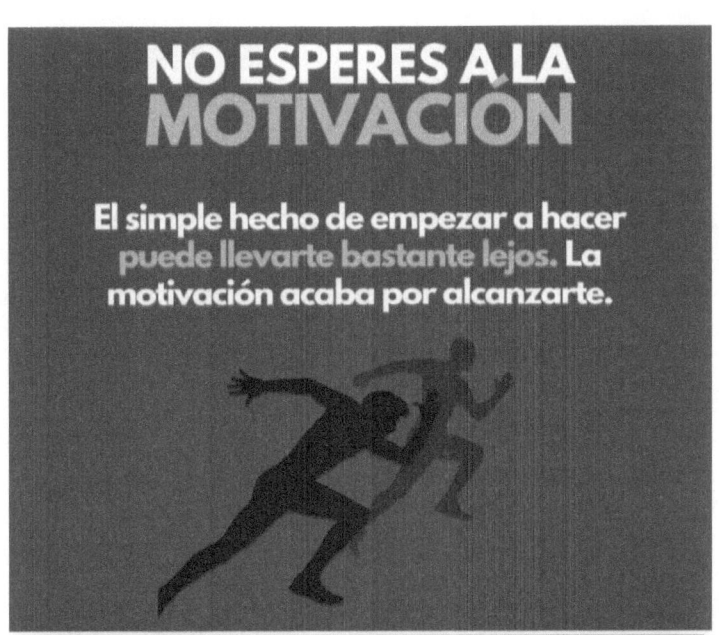

NO ESPERES A LA MOTIVACIÓN

El simple hecho de empezar a hacer puede llevarte bastante lejos. La motivación acaba por alcanzarte.

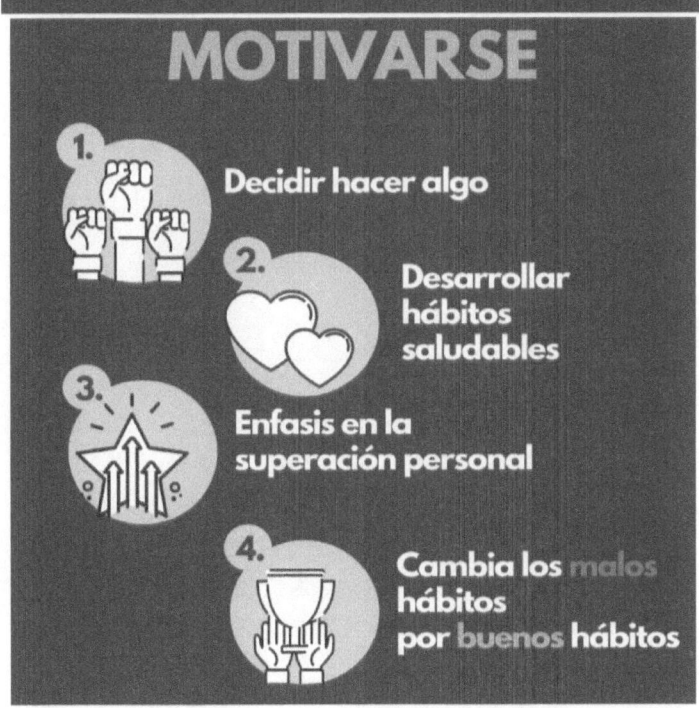

MOTIVARSE

1. Decidir hacer algo
2. Desarrollar hábitos saludables
3. Énfasis en la superación personal
4. Cambia los malos hábitos por buenos hábitos

PIENSA EN LOS BENEFICIOS, NO EN LAS DIFICULTADES.

Un error común que cometemos es que nos centramos en las dificultades en lugar de en los beneficios. Pensar en los beneficios te dará más energía.

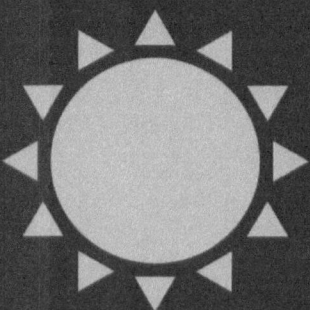

¿POR QUÉ ES IMPORTANTE LA MOTIVACIÓN IMPORTANTE?

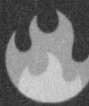 1. Es el combustible que te ayuda a alcanzar los objetivos

 2. Le anima a resolver problemas

 3. Le ayuda a cambiar los malos hábitos

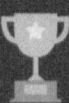 4. Le ayuda a afrontar los retos y las oportunidades

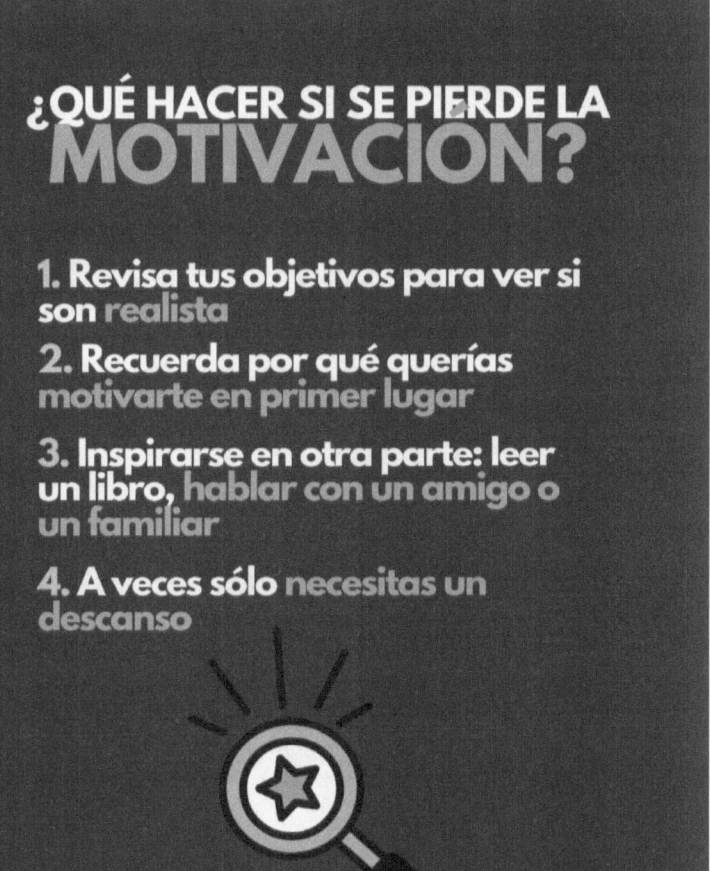

CÓMO EVITAR MALOS HÁBITOS

1. **Evitar el** estrés **y el** aburrimiento
2. **Elija un sustituto para su mal hábito**
3. **Tome nota de lo que desencadena** un mal hábito y elimínelo
4. **Rodéate de gente que** vive como tú quieres vivir
5. **Visualiza tu** éxito

5 REGLAS PARA MOTIVARSE A SÍ MISMO

1. **Tu mente es tu herramienta más fuerte**
2. **El éxito consiste en tus hábitos diarios**
3. **La persistencia es** el factor definitivo
4. **No te dejes llevar por** la comodidad
5. **Nunca des** nada **por sentado**

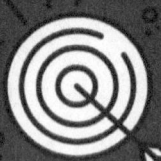

5 PASOS PARA
SALIR DE LA ZONA DE CONFORT

1. No dar nada por sentado
2. Muévete hacia tus miedos
3. Probar algo nuevo tan a menudo como sea posible
4. Acepta algo que normalmente no considerarías
5. Iniciar conversaciones con desconocidos

Comfort zone → *Life*

CÓMO HACER PARA SALIR DE SU ZONA DE CONFORT

1. **Conoce lo que está** fuera de tu zona de confort
2. **Entienda** sus objetivos
3. **Entienda sus objetivos**
4. **Tome el fracaso como** una lección
5. **No pongas** excusas

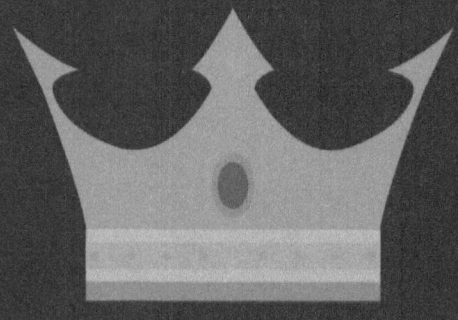

Epilogo

Este libro es un pequeño manual que sintetiza consejos prácticos y simples para conducirnos diariamente en todas las esferas de nuestra vida, abordando tanto la salud física como la salud mental de las personas, con tips para mejorar y mantener ese estado de bienestar a través de una dieta balanceada, ejercicio físico y técnicas de motivación y manejo de situaciones que buscan ayudarnos a tener éxito en todos los desafíos diarios. Hemos presentado valiosa información en un formato nuevo y atractivo como son los infográficos, imágenes que presentan resúmenes a estilo *"paso-a-paso"* para conservar la salud y prevenir las situaciones que puedan afectarla.

A lo largo de las ocho secciones de este libro, hemos aprendido los hábitos saludables que debemos implementar diariamente, consejos para alcanzar una nutrición balanceada y cómo hacer que el comer sano y hacer ejercicio sean hábitos diarios. También presentamos una sección con desafíos de rutinas cortas de entrenamiento y regímenes de alimentación que te ayudaran a ver cambios positivos físicos y psicológicos en poco tiempo, y de esta manera hacer que la pérdida de peso sea mantenida. Finalmente, cerramos este libro con un capítulo dedicado a la motivación, a enseñarnos a despertar el gran poder que nuestra mente tiene para que diariamente, desde el amanecer hasta el anochecer, podamos enfrentar las exigencias y ser victoriosos.

Esperamos que aprovechen al máximo estas más de 400 recetas para alcanzar el estado de pleno bienestar físico, mental, social y espiritual que todos anhelamos y merecemos.

Mario Vega Carbó

Copyright © 2021 Mario Vega Carbó

Todos los derechos reservados

Sobre el autor

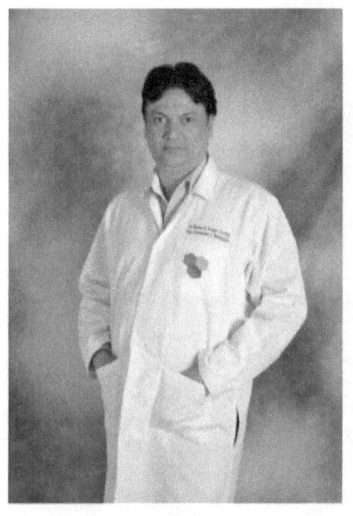

Dr. Mario Vega Carbó

Médico- Endocrinólogo

- ✓ Médico cubano graduado en 1994.
- ✓ Especialista en Endocrinología y Medicina Familiar.
- ✓ Máster en Longevidad y Ultrasonografista.
- ✓ Profesor de Fisiopatología Médica.
- ✓ Amante de hacer el bien, la familia y la naturaleza.

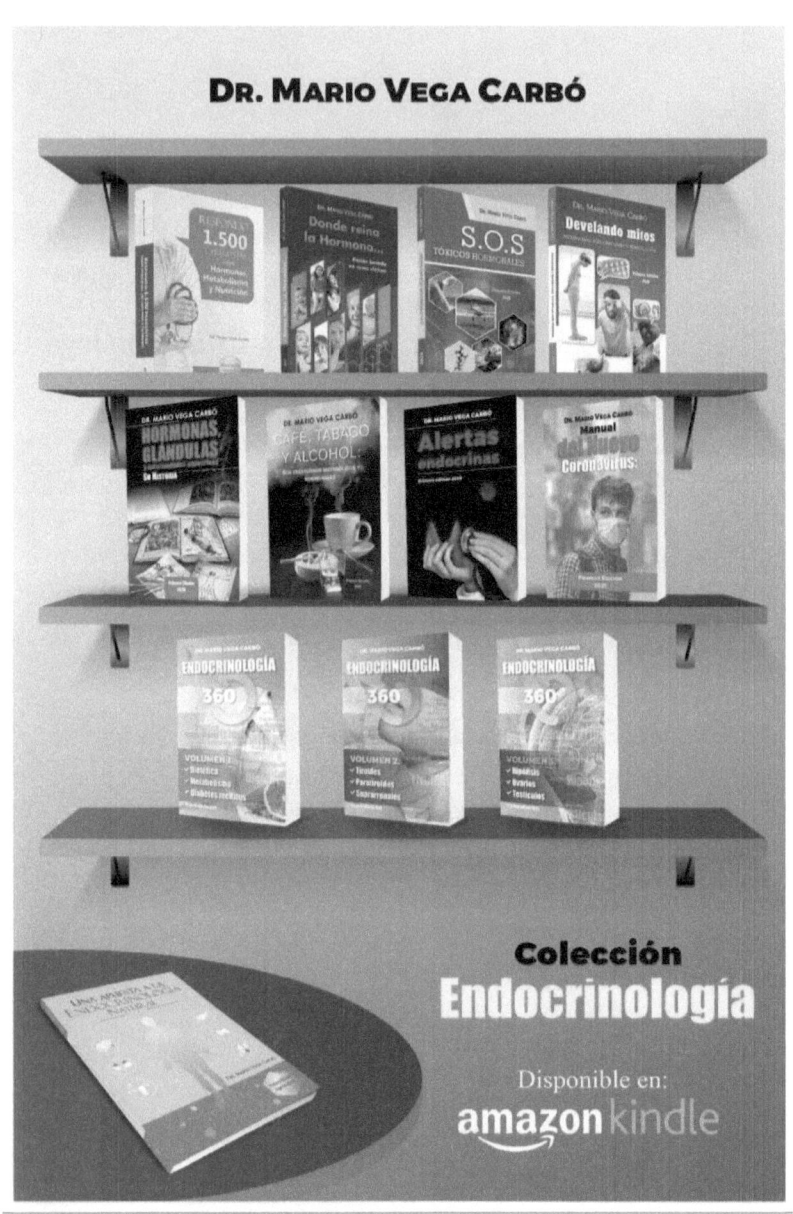

Libros de Endocrinología
Colección completa

Disponible enlace en Amazon KDP: https://lnkd.in/eEMs5bJ

1. Una apuesta a la endocrinología natural.
http://rxe.me/GHRJ29
2. Respondo 1.500 preguntas sobre: Hormonas, metabolismo y nutrición.
http://rxe.me/BFCB11
3. Donde reina hormona...ficción basada en casos clínicos.
http://rxe.me/FY8PW1
4. S.O.S Tóxicos hormonales.
http://rxe.me/NB39TH
5. Develando mitos: Metabolismo, Endocrinología y Reproducción.
http://rxe.me/X54X2L
6. Hormonas, glándulas y enfermedades endocrinas. Su historia.
http://rxe.me/WH5B9S
7. Café, tabaco y alcohol: Sus trastornos metabólicos y hormonales.
http://rxe.me/X94J9Q
8. Alertas endocrinas.
http://rxe.me/PW28RS
9. Endocrinología 360: Volumen 1. Dietética, Metabolismo y Diabetes mellitus.
http://rxe.me/F6P81P
10. Endocrinología 360: Volumen 2. Tiroides, Paratiroides y Suprarrenales.
http://rxe.me/MNMXH6
11. Endocrinología 360: Volumen 3. Hipófisis, Ovarios y Testículos.
http://rxe.me/MY2R2F
12. Manual del nuevo coronavirus
https://www.amazon.com/gp/product/B08WK2HCK7/

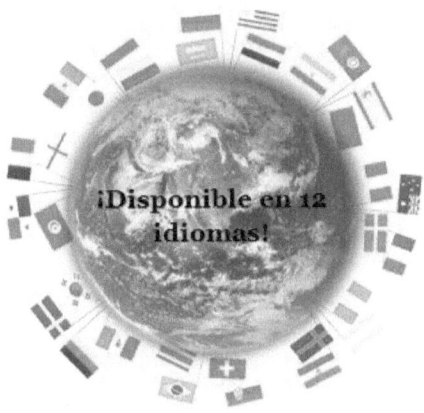

¡Disponible en 12 idiomas!

Español
Inglés
Portugués
Francés
Italiano
Holandés
Alemán
Ruso
Japonés
Mandarín
Hindi
Árabe

Presencia online:

Costos: Desde $2.99.
Gratis: En Canal de YouTube, Dr. Mario Vega Endocrino.
Formatos: eBook Kindle, Tapa Blanda y Audiolibros.
Disponible en: Amazon, Market Place de Facebook y Sitio web.

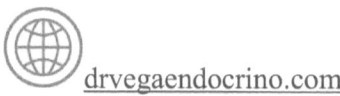 drvegaendocrino.com

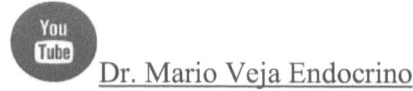 Dr. Mario Veja Endocrino

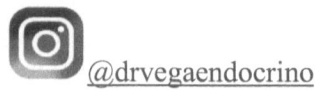 @drvegaendocrino

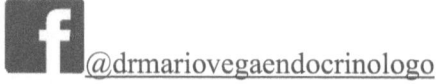 @drmariovegaendocrinologo

400 Poderosas Recetas de Salud

¡400 consejos para mejorar todos los aspectos de la salud!

Como parte de su colección de libros para salud y endocrinología, el Dr. Mario Vega Carbó nos presenta "400 Poderosas Recetas de Salud", un manual práctico y simple, repleto de consejos prácticos para aplicar diariamente, que buscan ayudar a mejorar los hábitos y el estilo de vida, a través de planes de alimentación, rutinas de ejercicio y entrenamiento personal, protocolos sencillos para la pérdida de peso, así como también presenta consejos para el manejo de situaciones, la motivación y la salud mental.

Dividido en ocho secciones, cada una con 50 consejos para impulsar y mejorar los hábitos dietéticos, rutinas de ejercicios, planes para perder peso, desafíos fitness, y consejos impulsar nuestra motivación, este libro es un manual para ayudarnos a conducir nuestra vida con serenidad y equilibrio en el turbulento mundo actual que nos rodea.

Estudiantes, residentes, médicos y demás profesionales de salud, así como la comunidad en general, encontrarán en este libro una guía para saber cómo vivir mejor y más sano, aplicando *400 Poderosas Recetas de Salud* para lograrlo.

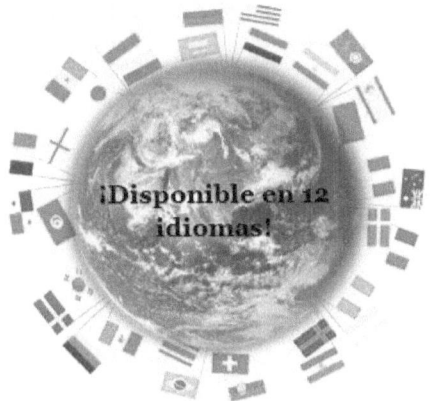

Español
Inglés
Portugués
Francés
Italiano
Holandés
Alemán
Ruso
Japonés
Mandarín
Hindi
Árabe

www.ingramcontent.com/pod-product-compliance
Lightning Source LLC
Chambersburg PA
CBHW031617210526
45464CB00004B/1614